योगाभ्यास और चिंतन

स्वामी विवेकानंद पर केंद्रित साहित्य

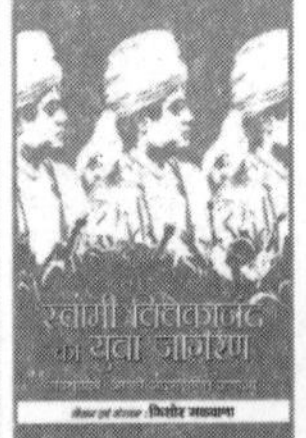

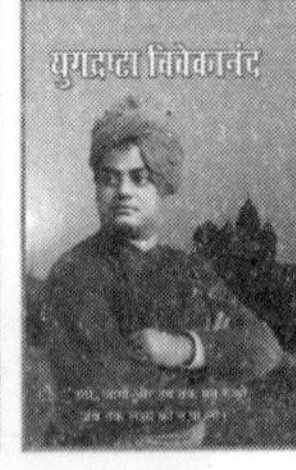

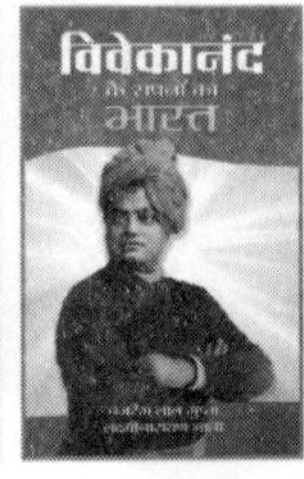

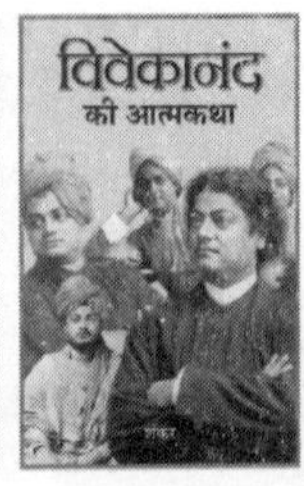

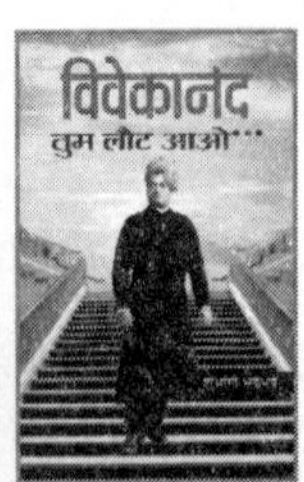

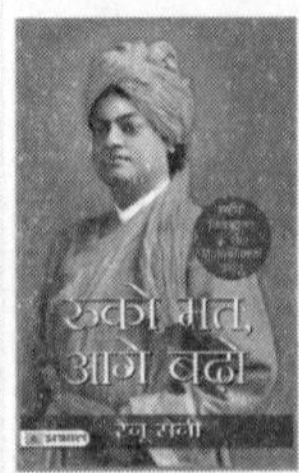

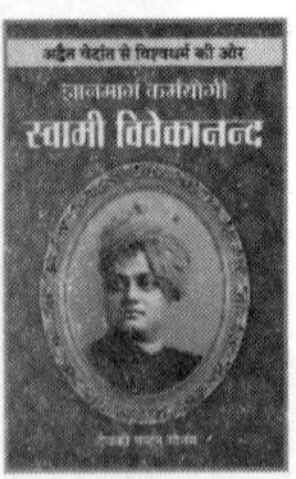

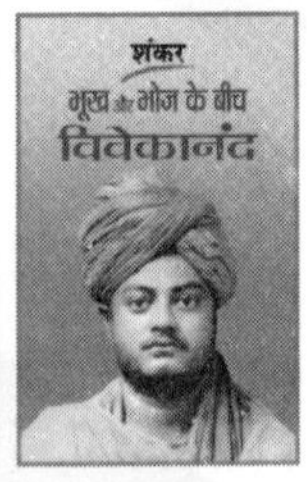

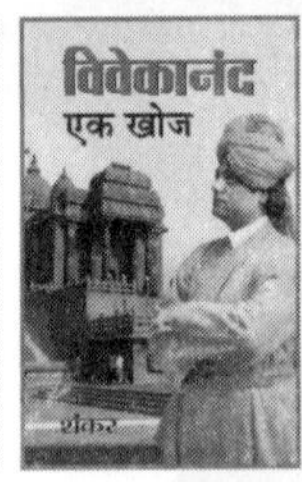

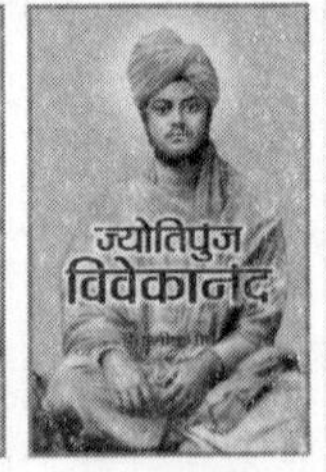

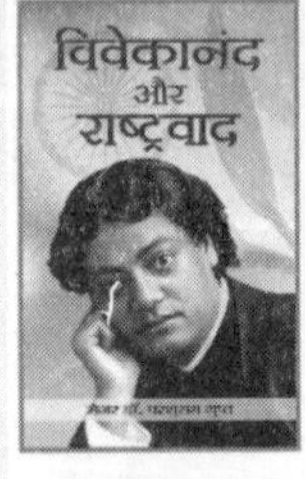

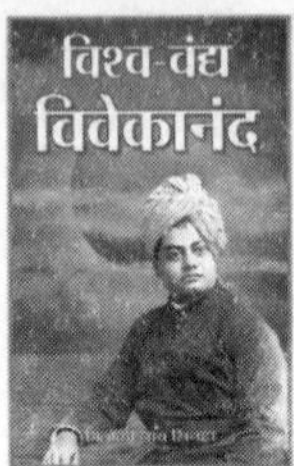

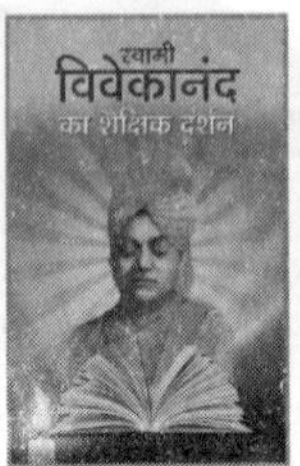

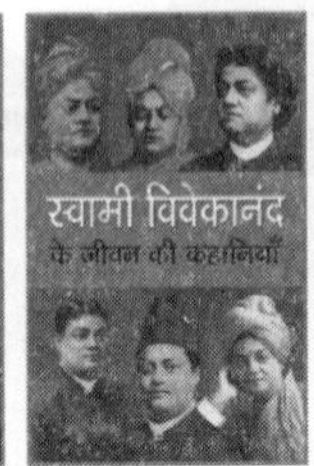

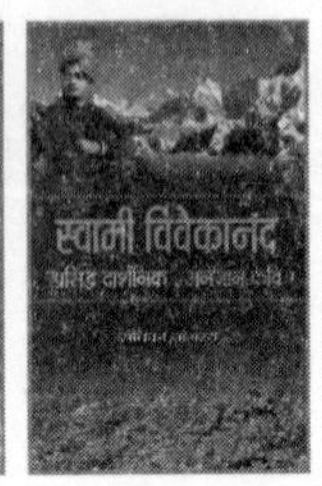

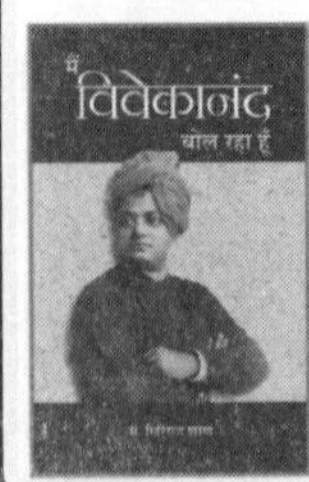

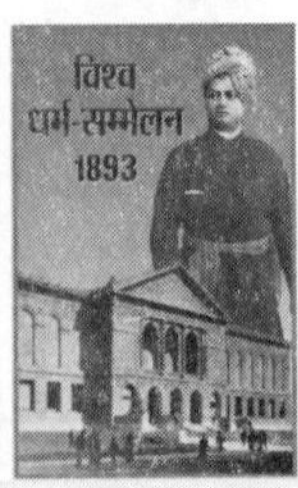

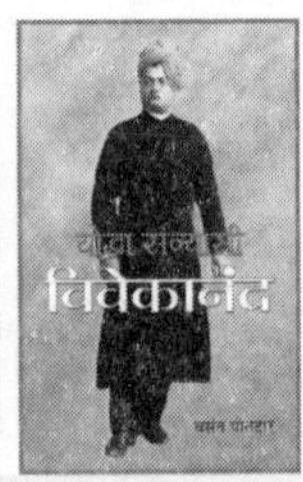

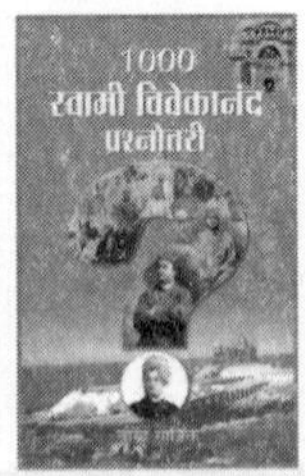

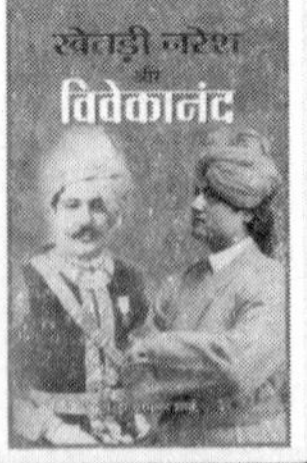

योगाभ्यास और चिंतन

स्वामी विवेकानंद

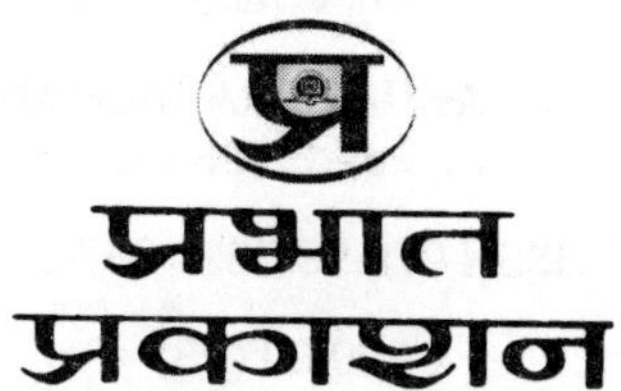

प्रकाशक
प्रभात प्रकाशन प्रा. लि.
4/19 आसफ अली रोड, नई दिल्ली–110002
फोन : 011–23289777 • हेल्पलाइन नं. : 7827007777
इ–मेल : prabhatbooks@gmail.com ❖ वेब ठिकाना : www.prabhatbooks.com

संस्करण
2025

पेपरबैक मूल्य
दो सौ रुपए

मुद्रक
आर–टेक ऑफसेट प्रिंटर्स, दिल्ली

★

YOGABHYAS AUR CHINTAN
by Swami Vivekananda

Published by **PRABHAT PRAKASHAN PVT. LTD.**
4/19 Asaf Ali Road, New Delhi-110002

ISBN 978-93-5521-357-0

₹ 200.00 (PB)

पुस्तक परिचय

स्वामी विवेकानंद ने भारत में उस समय अवतार लिया, जब यहाँ हिंदू धर्म के अस्तित्व पर संकट के बादल मँडरा रहे थे। पंडित-पुरोहितों ने हिंदू धर्म को घोर आडंबरवादी और अंधविश्वासपूर्ण बना दिया था। ऐसे में स्वामी विवेकानंद ने हिंदू धर्म को एक पूर्ण पहचान प्रदान की। इसके पहले हिंदू धर्म विभिन्न छोटे-छोटे संप्रदायों में बँटा हुआ था। तीस वर्ष की आयु में स्वामी विवेकानंद ने शिकागो (अमेरिका) की विश्व धर्म-संसद् में हिंदू धर्म का प्रतिनिधित्व किया और इसे सार्वभौमिक पहचान दिलवाई।

गुरुदेव रवींद्रनाथ टैगोर ने एक बार कहा था, "यदि आप भारत को जानना चाहते हैं तो विवेकानंद को पढ़िए। उनमें आप सबकुछ सकारात्मक ही पाएँगे, नकारात्मक कुछ भी नहीं।"

रोम्या रोलाँ ने उनके बारे में कहा था, "उनके द्वितीय होने की कल्पना करना भी असंभव है। वे जहाँ भी गए, सर्वप्रथम हुए...हर कोई उनमें अपने नेता का दिग्दर्शन करता था। वे ईश्वर के प्रतिनिधि थे तथा सब पर प्रभुत्व प्राप्त कर लेना ही उनकी विशिष्टता थी। हिमालय प्रदेश में एक बार एक अनजान यात्री उन्हें देख, ठिठककर रुक गया और आश्चर्यपूर्वक चिल्ला उठा—'शिव!' यह ऐसा हुआ, मानो उस व्यक्ति के आराध्य देव ने अपना नाम उनके माथे पर लिख दिया हो।"

उनतालीस वर्ष के संक्षिप्त जीवनकाल में स्वामी विवेकानंद जो काम कर गए, वे आनेवाली अनेक शताब्दियों तक पीढ़ियों का मार्गदर्शन करते रहेंगे।

वे केवल संत ही नहीं थे, एक महान् देशभक्त, ओजस्वी वक्ता, प्रखर विचारक, रचनाधर्मी लेखक और करुण मानवप्रेमी भी थे। अमेरिका से लौटकर उन्होंने देशवासियों का आह्वान करते हुए कहा था, "नया भारत निकल पड़े मोची की दुकान से, भड़भूजे के भाड़ से, कारखाने से, हाट से, बाजार से; निकल पड़े झाड़ियों, जंगलों, पहाड़ों, पर्वतों से।"

और जनता ने स्वामीजी की पुकार का उत्तर दिया। वह गर्व के साथ निकल पड़ी। गांधीजी को आजादी की लड़ाई में जो जन-समर्थन मिला, वह विवेकानंद के आह्वान का ही फल था। इस प्रकार वे भारतीय स्वतंत्रता-संग्राम के भी एक प्रमुख प्रेरणा-स्रोत बने।

उनका विश्वास था कि पवित्र भारतवर्ष धर्म एवं दर्शन की पुण्यभूमि है। यहीं बड़े-बड़े महात्माओं तथा ऋषियों का जन्म हुआ, यहीं संन्यास एवं त्याग की भूमि है तथा यहीं, केवल यहीं आदिकाल से लेकर आज तक मनुष्य के लिए जीवन के सर्वोच्च आदर्श एवं मुक्ति का द्वार खुला हुआ है।

उनके कथन—"उठो, जागो, स्वयं जगकर औरों को जगाओ। अपने नर-जन्म को सफल करो और तब तक रुको नहीं, जब तक कि लक्ष्य प्राप्त न हो जाए।" पर अमल करके व्यक्ति अपना ही नहीं, सार्वभौमिक कल्याण कर सकता है। यही उनके प्रति हमारी सच्ची श्रद्धांजलि होगी।

प्रस्तुत पुस्तक में स्वामी विवेकानंद ने योगाभ्यास के माध्यम से शरीर को नीरोग कैसे रखा जा सकता है, और स्वस्थ चिंतन द्वारा जीवन में सकारात्मक ऊर्जा कैसे अर्जित की जा सकती है, इस पर विस्तार से प्रकाश डाला है। अतः हर आयु वर्ग के पाठकों के लिए एक बेहद उपयोगी पुस्तक।

अनुक्रम

पुस्तक परिचय 5

- चिंतन किसे कहते हैं? 11
- परमानंद के द्वार 12
- सत्य की खोज में 13
- मन कितना अधीर होता है 14
- एक विस्मयकारी कार्य 15
- चिंतन का वातावरण 17
- चिंतन के लिए आवश्यक सामग्री 18
- चिंतन का समय 19
- प्रथम पाठ 20
- अब सोचिए 21
- चिंतन के कुछ उदाहरण 21
- लक्ष्य तक कैसे पहुँचें? 22
- सावधान रहिए 22
- मन का सरोवर 24
- मन एवं उसका नियंत्रण 25
- प्रफुल्लित रहें 25
- एक योगी के लक्षण 26
- मुक्त—शुक्ति के सामान बनिए 27
- प्रशांति के परिमंडल में 29
- ध्यान के जरिए रूपांतरण 30

- ध्यान की तीन अवस्थाएँ 33
- विश्राम कैसे करें? 33
- क्रिया अपने साथ प्रतिक्रिया लेकर आती है 34
- ध्यान की शक्ति 35
- ध्यान एक विज्ञान है 36
- पाव्हारी बाबा : एक आदर्श योगी 37
- बुद्ध के विषय में एक कहानी 38
- समाधि का एक गीत 40
- प्रश्न एवं उत्तर 40
- अनुभव और जाँच 44
- निर्लिप्त कैसे हुआ जाए 45
- मन को कैसे पढ़ें 46
- ध्यान पर व्यावहारिक संकेत 47
- अलौकिक शक्ति 49
- समाधि का रहस्य 50
- ओजस की शक्ति 51
- ज्ञान का रहस्य 52
- मन की शक्ति 53
- रहस्य व्यापार 54
- मध्य मार्ग का अनुसरण कीजिए 54
- शाही रास्ता 54
- ध्यान का असर 55
- ध्यान के समय में 56
- ध्यान एवं मनोभाव 57
- योग के आठ अंग 58
- दहलीज पर 59

- निश्शब्दता में ध्यान करें 60
- वेदांत के अनुसार ध्यान 61
- ईश्वर की वैदांतिक भावना 62
- सिद्धि के लक्ष्यका एवं पद्धति 64
- प्रकाश के लिए प्रार्थना 64
- सम्मोहन दूर करना 65
- एक भारतीय लोरी 67
- दो पक्षियों की एक कथा 67
- कृतज्ञ बनिए 68
- एकांत से समाज की ओर 69
- ज्ञाता को कौन जान सकता है? 70
- इसके बाहर क्या है? 71
- साक्षी बनिए 71
- क्या हम ईश्वर चाहते हैं? 72
- आत्मा और उसका बंधन 73
- यह सब आमोद में है 74
- जीवन का भजन 75
- विगत को विगत ही रहने दो 76
- जीवंत ईश्वर आपके खुद के भीतर है 77
- ईश्वर आपके ही हैं 78
- कोई नहीं है, जिस को दोष दे सकें 78
- दुनिया न अच्छी है, न बुरी 79
- एक रूपकथा 81
- नैतिकता और धर्म 81
- हर वस्तु अथवा स्थान में ईश्वर को देखो 82
- सर्वोपरि लक्ष्य की ओर 83

- हमें क्या दु:खी करता है ? 84
- वेदांत का सार 85
- तुम क्यों रोते हो, मेरे बंधु ? 87
- माया का जाल 88
- जीवन ही जीवन को प्रेरणा देता है 90
- आध्यात्मिक निर्भीकता 91
- तिनकों का एक झुंड 92
- प्रेम हमेशा स्थायी रहता है 93
- मनुष्य अपनी किस्मत का रचयिता 94
- निर्भीकता का सिद्धांत 95
- शिक्षक की आवश्यकता 97
- शिष्य के परिगुण 98
- क्या हम स्वर्ग के लिए उपयुक्त हैं ? 99
- हम वह बन जाते हैं, जो हम सोचते हैं 100
- आम का आनंद लीजिए 102
- एक के साथ जुड़े रहिए 103
- ऊर्जा का रूपांतरण 104
- प्रदीप्त कैसे बनें 104
- प्रतिबंध का रहस्य 105
- मन : ब्रह्मांड का पुस्तकालय 106
- लावण्य और स्वयं की चेष्टा 106
- लक्ष्य एवं मार्ग 108
- माया एवं मुक्ति 109
- और मत सोचिए 109

स्वामी विवेकानंद : महत्त्वपूर्ण तिथियाँ 111

योगाभ्यास और चिंतन

चिंतन किसे कहते हैं?

चिंतन वह शक्ति है, जो हमें इन सबका प्रतिरोध करने की क्षमता देती है। प्रकृति हमें बुलाकर कह सकती है, "देखो, वह एक सुंदर वस्तु है!" मैं नहीं देखता। अब वह कहती है, "एक सुंदर सुगंध है; उसे सूँघो।" परंतु मैं उसे मना कर देता हूँ और वह नहीं सूँघता। आँखें देखती नहीं। प्रकृति इतनी बुरी हरकतें कर देती है—मेरे बच्चों में से एक को मार डालती है और कहती है, "बदमाश, अब बैठकर रो।" गहराई में जाओ। मैं कहता हूँ, "मुझे गहराई में जाने की आवश्यकता नहीं है।" मैं उछालकर उठ जाता हूँ। मुझे स्वाधीन होना है। कभी-कभी चिंतन में इसका प्रयोग करो, कुछ क्षणों के लिए आप यह स्वभाव बदल सकते हैं। अब यदि आप में वह शक्ति होती तो क्या यह स्वर्ग नहीं होता? वह स्वाधीनता? यह है—चिंतन की शक्ति।

इसे कैसे प्राप्त किया जाए? दर्जनों भिन्न-भिन्न प्रकार से। प्रत्येक स्वभाव का अपना अलग तरीका होता है, परंतु यह एक आम सिद्धांत है। अपने मन को नियंत्रण में लाओ। व्यक्ति का मानस एक झील के समान है। प्रत्येक पत्थर जो उसमें गिरता है, एक तरंग उत्पन्न कर देता है। ये तरंगें हमें यह नहीं देखने देतीं कि हम क्या हैं? पूर्ण चंद्र झील में प्रतिबिंबित होता है, परंतु उसकी सतह इतनी उत्तेजित होती है

कि हम उसकी छाया को साफ-साफ देख नहीं सकते। उसको शांत हो जाने दीजिए। प्रकृति को उन तरंगों को उठाने मत दीजिए। आप शांत रहिए और आप देखेंगे कि कुछ समय पश्चात् वह आपको छोड़ देगी। तब हमें ज्ञात होगा कि हम कौन हैं? ईश्वर तो पहले से ही वहाँ विद्यमान है, परंतु मन इतना उत्तेजित होता है—हर समय अनुभूति की ओर भागता रहता है। आप अपनी संवेदनाओं को बंद कर दें और (फिर भी) आप घूमते रह जाएँगे। अभी इसी समय ऐसा प्रतीत होता है कि मैं ठीक हूँ, मैं ईश्वर का मनन करूँगा और फिर उस एक मिनट में मेरा मन लंदन चला जाता है और अगर मैं उसे उधर से खींचता हूँ तो वह अमेरिका चला जाता है, उन चीजों के विषय में सोचना कि मैंने वह सब पहले किया है, वहाँ पर इन तरंगों को चिंतन की शक्ति से रोकना होगा। {CW 4. 248}

आप शांत रहिए और आप देखेंगे कि कुछ समय पश्चात् वह आपको छोड़ देगी। तब हमें ज्ञात होगा कि हम कौन हैं? ईश्वर तो पहले से ही वहाँ विद्यमान है, परंतु मन इतना उत्तेजित होता है—हर समय अनुभूति की ओर भागता रहता है। आप अपनी संवेदनाओं को बंद कर दें और (फिर भी) आप घूमते रह जाएँगे।

परमानंद के द्वार

चिंतन वह द्वार है, जो हमारे लिए उसे खोलता है। प्रार्थना, औपचारिकता एवं हर प्रकार की उपासना केवल चिंतन का बाल-विहार (kindergarten) है। आप जब प्रार्थना करते हैं, तो आप कुछ चढ़ावा देते हैं। पहले एक प्रथा थी कि प्रत्येक वस्तु, व्यक्ति की आध्यात्मिक शक्ति को बढ़ावा देती है। कुछ शब्दों का प्रयोग, पुष्प, प्रतिमाएँ, मंदिर,

ज्योति को हिलाने की प्रथा मन को उस व्यवहार तक ले जाते हैं, परंतु वह व्यवहार सदैव व्यक्ति की आत्मा के अंदर होता है, कहीं और नहीं। प्रत्येक व्यक्ति यही कर रहा है, परंतु जो वह अनजाने में कर रहा है, वही जान-बूझकर करे—यही है 'चिंतन की शक्ति।'

धीरे-धीरे हमें अपने आपको प्रशिक्षित करना है। यह कोई मजाक नहीं है। यह एक दिन का, एक वर्ष का अथवा जन्मों का प्रश्न नहीं है। कोई बात नहीं, खींचते रहिए। जान-बूझकर, स्वेच्छा से यह काम चलते रहना चाहिए। धीरे-धीरे, इंच-दर-इंच जीत हमारी ही होगी। हम महसूस करने लगेंगे और असली आधिपत्य हासिल करने लगेंगे, उन वस्तुओं का, जो कोई भी हमसे नहीं छीन सकेगा—वह संपत्ति, जो कोई भी व्यक्ति कभी नष्ट नहीं कर सकता, वह संपत्ति, जो कोई भी व्यक्ति नहीं ले सकता; वह आनंद कि अब कोई भी दुःख हमें दर्द नहीं दे सकेगा। {CW 4.248-249}

धीरे-धीरे हमें अपने आपको प्रशिक्षित करना है। यह कोई मजाक नहीं है। यह एक दिन का, एक वर्ष का अथवा जन्मों का प्रश्न नहीं है। कोई बात नहीं, खींचते रहिए। जान-बूझकर, स्वेच्छा से यह काम चलते रहना चाहिए। धीरे-धीरे, इंच-दर-इंच जीत हमारी ही होगी।

सत्य की खोज में

योगाभ्यास ऐसा विज्ञान है, जो हमें यह सिखाता है कि हम इन उत्तेजनाओं को कैसे हासिल करें? जब तक व्यक्ति उसे महसूस न करे, धर्म के विषय में बात करने का कोई लाभ नहीं है। इतनी अशांति, ईश्वर के नाम पर इतनी लड़ाई, इतना युद्ध क्यों है? ईश्वर के नाम पर

मनुष्य को सत्य चाहिए; वह सत्य का स्वयं अनुभव करना चाहता है; वह जब उसे मानने लगता, उसकी अनुभूति करने लगता है; जब वह उसके हृदय के अंदर एहसास कर लेता है, तब ही वेद कहते हैं, हर संदेह लुप्त हो जाता है, हर अंधकार बिखर जाता है और हर कुटिलता सरल की जा सकती है।

जितना खून बहाया गया है, उतना अन्य किसी कारण से नहीं, क्योंकि मनुष्य कभी बीज मूल स्रोत तक गया ही नहीं; वे इसी बात से संतुष्ट हैं कि उन्होंने अपने पूर्वजों के रिवाजों को मानसिक सम्मति दे दी है और वे यही चाहते हैं कि बाकी लोग भी वही करें। किसी भी ऐसे व्यक्ति का, जिसे एहसास न हो, क्या अधिकार बनता है कि वह कहे कि उसकी आत्मा है अथवा यह कहने का कि ईश्वर है, यदि वह उसे नहीं देख सकता? यदि ईश्वर है तो उसे दिखना चाहिए; यदि आत्मा है तो हमें उसका एहसास होना चाहिए अन्यथा अविश्वास करना ही बेहतर है। एक स्पष्टवादी नास्तिक बनना एक ढोंगी बनने से बेहतर है। मनुष्य को सत्य चाहिए; वह सत्य का स्वयं अनुभव करना चाहता है; वह जब उसे मानने लगता, उसकी अनुभूति करने लगता है; जब वह उसके हृदय के अंदर एहसास कर लेता है, तब ही वेद कहते हैं, हर संदेह लुप्त हो जाता है, हर अंधकार बिखर जाता है और हर कुटिलता सरल की जा सकती है। {CW 1.127-128 }

मन कितना अधीर होता है

मन को नियंत्रण में करना कितना कठिन होता है? आपको यह जानकार आश्चर्य होगा कि इसकी तुलना एक पागल बंदर से की गई है। एक बंदर था, जो स्वभाव से ही अधीर था, जैसे कि प्राय: सारे

बंदर ही होते हैं। जैसे कि यह पर्याप्त नहीं था, किसी ने उसे दिल खोलकर मदिरा पान करा दिया, जिसके कारण वह और अधिक अधीर हो गया। फिर उसे एक बिच्छू ने काट लिया। जब बिच्छू किसी व्यक्ति को काटता है, तो वह व्यक्ति सारा दिन कूदता रहता है। अत: इस बंदर ने देखा कि उसकी हालत बहुत खराब है। उसकी तकलीफ को पूरा करने के लिए एक दानव ने उसके भीतर प्रवेश कर लिया हो जैसे! कोई भाषा नहीं थी, जो उस बंदर की अनियंत्रित अधीरता को बता सकती। मनुष्य का मन भी इसी ब्रंदर के समान है—स्वयं तो निरंतर चंचल होता है, उस पर वह अपनी इच्छाओं की मदिरा में मदमस्त हो जाता है, जिस कारण उसका उपद्रव और बढ़ जाता है। जब इच्छा अधिकार का रूप ले लेती है, तब आता है द्वेष का बिच्छू, जो दूसरों की सफलता देखकर आता है और अंत में अभिमान का दानव मन के भीतर घुस जाता है, जिस कारण व्यक्ति स्वयं को अति महत्त्वपूर्ण समझने लगता है। कितना कठिन है, इस प्रकार के मन को नियंत्रित करना! {CW 1.174}

जब बिच्छू किसी व्यक्ति को काटता है, तो वह व्यक्ति सारा दिन कूदता रहता है। अत: इस बंदर ने देखा कि उसकी हालत बहुत खराब है। उसकी तकलीफ को पूरा करने के लिए एक दानव ने उसके भीतर प्रवेश कर लिया हो जैसे!

एक विस्मयकारी कार्य

योगियों के अनुसार, व्यक्ति के भीतर तीन मुख्य स्नायु धाराएँ होती हैं; एक, जिसे वह 'इड़ा' कहते हैं और दूसरी 'पिंगला' और बीचवाली 'सुषुम्ना' होती है। ये सब रीढ़ की हड्डी के भीतर होती हैं। बाएँ और

हमारे समक्ष एक बहुत बड़ा कार्य है; और सर्वप्रथम हमें उन डूबे हुए विचारों के विशाल, सुविस्तृत समूह को नियंत्रण करने की चेष्टा करनी होगी, जो कि हमारे साथ स्वचालित हो गए हैं। यह दुष्कर्म, निस्संदेह सचेतन स्टार पर है, परंतु वह कारण, जिसने इस दुष्कर्म को जन्म दिया, वह बहुत दूर था, अचेतन, अनदेखा, अतः अधिक प्रबल राज्य में। अध्ययन का यह प्रथम भाग है—अचेतन का नियंत्रण।

दाहिने हाथ में 'इड़ा' और 'पिंगला' स्नायुओं का गुच्छा होता है, जबकि बीच में सुषुम्ना, भीतर से खाली होती है। यह स्नायुओं का गुच्छा नहीं होती। सुषुम्ना बंद होती है और एक आम आदमी के लिए किसी काम की नहीं होती, क्योंकि वह इड़ा और पिंगला के जरिए कार्य करती है। इन स्नायुओं के जरिए ही तरंगें लगातार ऊपर और नीचे आती-जाती रहती हैं। वे अन्य स्नायुओं के जरिए शरीर के अन्य भागों में आदेश ले जाती हैं।

हमारे समक्ष एक बहुत बड़ा कार्य है; और सर्वप्रथम हमें उन डूबे हुए विचारों के विशाल, सुविस्तृत समूह को नियंत्रण करने की चेष्टा करनी होगी, जो कि हमारे साथ स्वचालित हो गए हैं। यह दुष्कर्म, निस्संदेह सचेतन स्टार पर है, परंतु वह कारण, जिसने इस दुष्कर्म को जन्म दिया, वह बहुत दूर था, अचेतन, अनदेखा, अतः अधिक प्रबल राज्य में। अध्ययन का यह प्रथम भाग है—अचेतन का नियंत्रण।

अगला होगा, चेतना के आगे जाना। अतः अब हम देखते हैं कि यह एक दोहरा कार्य है। प्रथम इड़ा एवं पिंगला के सही कार्य करने से, जो कि दो साधारण वर्तमान तरंगें हैं, जो कि अवचेतन क्रिया का नियंत्रण करती हैं और दूसरा, जो चेतना से बहुत आगे चली जाती है। केवल वही मनुष्य योगी है, जिसने एक लंबी अवधि के स्वकेंद्रीकरण के अभ्यास के

पश्चात् इस सत्य को प्राप्त किया है। अब सुषुम्ना खुल जाती है और एक ऐसी तरंग, जो अभी तक कभी भी इस नए रास्ते पर नहीं चली, इसके भीतर जाने का अपना रास्ता खोज लेती है और धीरे-धीरे विभिन्न (जिसे हम प्रतीकात्मक भाषा में···) कमल केंद्रों में बढ़ती जाती है। फिर अंत में यह चेतना जागती है और जान जाती है कि वह असली में क्या है···स्वयं परमात्मा। {CW 2.30, 34, 36}

चिंतन का वातावरण

आप में से जिसके लिए भी संभव होगा, इस साधना के लिए एक अलग कमरा रखना ही पसंद करेंगे। उस कमरे में सोइएगा नहीं; उसे पवित्र ही रखना होगा। बिना स्नान करे, जब तक आपका शरीर एवं आत्मा पूर्ण रूप से शुद्ध न हों, इस कमरे के भीतर प्रवेश मत करिएगा। कमरे में हमेशा फूल रखने चाहिए। यह एक योगी के लिए सबसे बेहतर या परिवेश है और रमणीय तसवीरें भी। प्रत्येक दिन, सुबह एवं शाम को अगरबत्ती जलाएँ। उस कमरे में कभी कोई लड़ाई न हो, न गुस्सा हो और न दुष्ट विचार। केवल उन्हीं व्यक्तियों को उसके भीतर आने की अनुमति दीजिए, जिनके विचार आपके समान हों। फिर धीरे-धीरे उस कमरे में पवित्रता का वातावरण हो जाएगा, जिससे आप जब भी संदिग्ध, दुःखी व उदास हों अथवा आपका मन अशांत हो, तो केवल कमरे के अंदर जाने की भावना ही आपको शांत कर देगी। मंदिर

बिना स्नान करे, जब तक आपका शरीर एवं आत्मा पूर्ण रूप से शुद्ध न हों, इस कमरे के भीतर प्रवेश मत करिएगा। कमरे में हमेशा फूल रखने चाहिए। यह एक योगी के लिए सबसे बेहतर या परिवेश है और रमणीय तसवीरें भी। प्रत्येक दिन, सुबह एवं शाम को अगरबत्ती जलाएँ। उस कमरे में कभी कोई लड़ाई न हो, न गुस्सा हो और न दुष्ट विचार।

एवं गिरजाघर बनने का भी यही अभिप्राय था; यहाँ तक कि आज भी कई मंदिरों एवं गिरजाघरों में ये अभी भी पाए जाते हैं; परंतु अधिकांश में यह धारण प्राय: खो सी गई है। भावना यह है कि पवित्र कंपनों को वहाँ रखने से वह स्थान प्रदीप्त हो उठता है। जो व्यक्ति ऐसा नहीं कर सकते, वे किसी भी स्थान पर साधना कर सकते हैं। {CW 1.145}

चिंतन के लिए आवश्यक सामग्री

जिस स्थान पर अग्नि हो, न जल में, न ऐसे थल में जहाँ सूखे पत्ते पड़े हों, जहाँ चींटियों के वाल्मीक हों, जहाँ संकट हो, जंगली जानवर हों, चौराहे पर, ऐसे स्थान में, जहाँ अत्यधिक शोर हो, जहाँ कई दुश्चरित्र व्यक्ति हों, योगाभ्यास नहीं करना चाहिए। यह खासतौर से भारत पर लागू होता है। जब आपका शरीर बहुत शिथिल अथवा अस्वस्थ लगे अथवा आपका मन बहुत दु:खी एवं निराश हो, तो अभ्यास नहीं करना चाहिए। ऐसे स्थान पर जाइए, जो भली प्रकार से छुपा हो और जहाँ लोग आपकी साधना में विघ्न डालने न आते हों। गंदे स्थानों को मत चुनिए, वरन् सुंदर परिदृश्य के स्थान चुनिए अथवा अपने ही घर में एक कमरा चुनें, जो बहुत सुंदर हो। अभ्यास के पहले सब पुराने योगियों एवं स्वयं के गुरु का नमन करें, फिर ईश्वर का···और फिर आरंभ करें। {CW 1.192}

जिस स्थान पर अग्नि हो, न जल में, न ऐसे थल में जहाँ सूखे पत्ते पड़े हों, जहाँ चींटियों के वाल्मीक हों, जहाँ संकट हो, जंगली जानवर हों, चौराहे पर, ऐसे स्थान में, जहाँ अत्यधिक शोर हो, जहाँ कई दुश्चरित्र व्यक्ति हों, योगाभ्यास नहीं करना चाहिए। यह खासतौर से भारत पर लागू होता है।

चिंतन का समय

आपको कम-से-कम दो बार प्रत्येक दिन साधना करनी चाहिए। सबसे अनुकूल समय है, भोर का समय और शाम को—जब रात दिन में परिवर्तित होती है और दिन रात में; उस समय एक सापेक्ष शांत वातावरण होता है। प्रातः एवं पूर्व संध्या, शांति की ऐसी दो अवधियाँ हैं। ऐसे समय में आपके शरीर में भी इसे पसंद करने की प्रवृत्ति होती है। हमें उस स्वाभाविक अवस्था का लाभ उठाना चाहिए। ऐसा नियम बना लीजिए कि आप जब तक अभ्यास नहीं करेंगे, आप खाएँगे नहीं; अगर आप ऐसा करेंगे तो भूख की शक्ति ही आपके आलस्य को भंग कर देगी। भारत में लोग अपने बच्चों को सिखाते हैं कि अभ्यास अथवा पूजा होने तक कभी भी खाना न खाएँ; कुछ समय पश्चात् यह उनके लिए स्वाभाविक हो जाता है। किसी भी लड़के को तब तक भूख नहीं लगती, जब तक वह स्नान एवं नहीं कर लेता। {CW 1.144—45}

ऐसे समय में आपके शरीर में भी इसे पसंद करने की प्रवृत्ति होती है। हमें उस स्वाभाविक अवस्था का लाभ उठाना चाहिए। ऐसा नियम बना लीजिए कि आप जब तक अभ्यास नहीं करेंगे, आप खाएँगे नहीं; अगर आप ऐसा करेंगे तो भूख की शक्ति ही आपके आलस्य को भंग कर देगी।

अब प्रार्थना करिए
मानसिक तौर पर दोहराएँ—
प्रत्येक प्राणी खुश रहे,
प्रत्येक प्राणी शांतिपूर्ण हो,
प्रत्येक प्राणी आनंदम् हो।

यह प्रार्थना उत्तर, दक्षिण, पूर्व और पश्चिम में करें। आप जितना अधिक यह करेंगे, आपको स्वयं उतना ही अच्छा लगेगा। आप अंततः यह पाएँगे कि स्वयं को स्वस्थ बनने का सबसे सरल रास्ता है, यह देखना कि अन्य लोग प्रसन्न हों। ऐसा करने के पश्चात् जो ईश्वर में विश्वास रखते हैं, उन्हें प्रार्थना करनी चाहिए—न धन के लिए, न स्वास्थ्य के लिए, न स्वर्ग की प्राप्ति के लिए; प्रार्थना कीजिए ज्ञान और रोशनी के लिए; बाकी हर प्रार्थना स्वार्थपरायण होती है। {CW 1.145-46}

प्रथम पाठ

कुछ क्षण बैठें और मन को इधर-उधर दौड़ने दें। मन सदैव बुलबुलाता रहता है। वह कूदते हुए बंदर के समान है। बंदर को जितना कूदना है, कूदने दो; आप केवल रुककर देखते रहिए। एक लोकोक्ति के अनुसार, ज्ञान ही शक्ति है और यह बिल्कुल सत्य है। जब तक आप यह नहीं जानते कि आपका मन क्या कर रहा है, आप उसको नियंत्रित नहीं कर सकते। उसे लगाम दीजिए; आपके भीतर कई घृणित विचार आ सकते हैं। आपको यह जानकार आश्चर्य होगा कि आपके लिए ऐसा सोचना कैसे संभव था? परंतु आप देखेंगे कि प्रत्येक दिन मन की सनक धीरे-धीरे कम हिंसात्मक हो रही है, प्रत्येक दिन वह शांत हो रहा है। {CW 1.192}

कुछ क्षण बैठें और मन को इधर-उधर दौड़ने दें। मन सदैव बुलबुलाता रहता है। वह कूदते हुए बंदर के समान है। बंदर को जितना कूदना है, कूदने दो; आप केवल रुककर देखते रहिए। एक लोकोक्ति के अनुसार, ज्ञान ही शक्ति है और यह बिल्कुल सत्य है।

अब सोचिए

अपने स्वयं के विषय में सोचिए और देखिए कि वह मजबूत और स्वस्थ है; यह आपके पास सबसे अच्छा उपकरण है। सोचिए कि वह उतना ही मजबूत एवं जिद्दी है और यह कि इस शरीर की सहायता से आप जीवन के भवसागर को पार कर लेंगे। कमजोर व्यक्ति कभी भी स्वाधीनता प्राप्त नहीं कर सकता। हर दुर्बलता को फेंक दीजिए। अपने शरीर को बतलाइए कि वह बलवान है और स्वयं पर असीम विश्वास एवं आशा रखिए। {CW 1 .146}

चिंतन के कुछ उदाहरण

मान लीजिए, आपके सिर के कई इंच ऊपर एक कमल है, जिसके केंद्र में सद्‌गुण हैं और ज्ञान उसकी डंडी है। कमल की आठ पँखुड़ियाँ योगी की आठ शक्तियाँ हैं। पुंकेसर और गर्भकेसर के भीतर परित्याग है। यदि योगी बाह्य शक्तियों को मना कर देता है तो उसे मोक्ष प्राप्त हो जाएगा। तो कमल की आठ पँखुड़ियाँ आठ शक्तियाँ हैं, परंतु अंदरूनी पुंकेसर एवं गर्भकेसर परम परित्याग है—इन सब शक्तियों का परित्याग। मान लीजिए, उस कमल के भीतर एक स्वर्ण है, सर्वशक्तिमान, अप्रत्यक्ष; जिसका नाम है 'ॐ', जो अवर्णनीय है, चारों ओर से देदीप्यमान रोशनी से घिरा है।

तो कमल की आठ पँखुड़ियाँ आठ शक्तियाँ हैं, परंतु अंदरूनी पुंकेसर एवं गर्भकेसर परम परित्याग है—इन सब शक्तियों का परित्याग। मान लीजिए, उस कमल के भीतर एक स्वर्ण है, सर्वशक्तिमान, अप्रत्यक्ष; जिसका नाम है 'ॐ', जो अवर्णनीय है, चारों ओर से देदीप्यमान रोशनी से घिरा है।

एक अन्य चिंतन दिया गया है। अपने हृदय में एक स्थान के विषय

में सोचें। उस स्थान के मध्य में, सोचिए, ज्वाला जल रही है। उस ज्वाला के भीतर एक और उज्ज्वल ज्योति है, जो आपकी आत्मा की आत्मा है, अर्थात् ईश्वर। हृदय में उनका मनन कीजिए। {CW 1.192-93}

लक्ष्य तक कैसे पहुँचें ?

आप जीवित रहते हैं कि आपका देहावसान हो जाता—इसका कोई महत्त्व नहीं है। आपको छलाँग लगानी है और कार्य करना है, बिना परित्याग के विषय में सोचें। यदि आप साहसी हैं तो छह महीने के अंदर आप आदर्श योगी बन जाएँगे, परंतु वह व्यक्ति, जो इसका कुछ अंश ले लेते हैं और अन्य वस्तुओं का भी कुछ-कुछ अंश लेते हैं, वे प्रगति नहीं करते। केवल पाठ्यक्रम के सबक को लेने का कोई लाभ नहीं है।

सफलता के लिए आवश्यक है कि आपके अंदर अत्यधिक दृढ़ता, अत्यधिक संकल्प हो। एक दृढ़ आत्मा कहती है, "मैं संपूर्ण महासागर पी जाऊँगी। मेरी इच्छाशक्ति से पहाड़ भी टुकड़े-टुकड़े हो जाते हैं।" इस प्रकार की ऊर्जा, इस प्रकार की इच्छाशक्ति, कड़ा परिश्रम रखिए और आप अपने लक्ष्य तक पहुँच जाएँगे।

सफलता के लिए आवश्यक है कि आपके अंदर अत्यधिक दृढ़ता, अत्यधिक संकल्प हो। एक दृढ़ आत्मा कहती है, "मैं संपूर्ण महासागर पी जाऊँगी। मेरी इच्छाशक्ति से पहाड़ भी टुकड़े-टुकड़े हो जाते हैं।" इस प्रकार की ऊर्जा, इस प्रकार की इच्छाशक्ति, कड़ा परिश्रम रखिए और आप अपने लक्ष्य तक पहुँच जाएँगे। {CW 1.178}

सावधान रहिए

प्रत्येक गति एक घेरे में होती है। यदि आप एक पत्थर लेकर

अंतरिक्ष में उसका प्रक्षेपण करते हैं और फिर काफी समय तक जीवित रहते हैं, तो आप देखेंगे कि वही पत्थर, यदि उसे किसी अवरोधन का सामना नहीं करना पड़ता तो वह ठीक आपके सिर के ऊपर ही आकर गिरेगा। एक सीधी रेखा में किसी वस्तु को असीम मात्रा में फेंके जाने से एक घेरे में ही अंत होगा। अतः वह धारणा कि व्यक्ति की नियति केवल आगे की ओर ही प्रगति करती है और कभी रुकती नहीं, निरर्थक है। हालाँकि यह इस विषय से असंबद्ध है, मैं यह टिप्पणी दे सकता हूँ। यह उस धारण नीतिपथक सिद्धांत को स्पष्ट करती है, जो बताती है कि हमें किसी को अथवा कुछ भी नापसंद नहीं करना चाहिए और केवल प्यार करना चाहिए, क्योंकि जिस प्रकार विद्युत् का डायनेमो होता है, उसी प्रकार आज का आधुनिक सिद्धांतन कहता है कि पॉवर, डायनेमो छोड़ देता है और फिर घेरे को पूर्ण करके पुनः डायनेमो में लौट आता है; उसी प्रकार नफरत और प्यार का होता है। उन्हें पुनः अपने स्रोत में वापस आना होता है। इसीलिए कहते हैं कि किसी से नफरत मत कीजिए, क्योंकि जो नफरत आपसे जाती है, वह दीर्घ समय पश्चात् ही क्यों न हो, आप तक वापस आती है। यदि आप किसी से स्नेह करते हैं तो वह स्नेह भी अपना घेरा पूर्ण करके, आप तक वापस जरूर आएगा। {CW1.196}

यह उस धारण नीतिपर्थक सिद्धांत को स्पष्ट करती है, जो बताती है कि हमें किसी को अथवा कुछ भी नापसंद नहीं करना चाहिए और केवल प्यार करना चाहिए, क्योंकि जिस प्रकार विद्युत् का डायनेमो होता है, उसी प्रकार आज का आधुनिक सिद्धांतन कहता है कि पॉवर, डायनेमो छोड़ देता है और फिर घेरे को पूर्ण करके पुनः डायनेमो में लौट आता है; उसी प्रकार नफरत और प्यार का होता है। उन्हें पुनः अपने स्रोत में वापस आना होता है।

मन का सरोवर

हम सरोवर के नीचे की तह को नहीं देख सकते, क्योंकि उसकी सतह लहरियों से ढकी होती है। हम लोगों के लिए उसके निचले भाग की केवल एक झलक ही दिखाई देना संभव है और वह भी तब, जब उसकी लहरें उतर गई हों और पानी शांत हो। यदि जल मटमैला है अथवा हर समय उत्तेजित है, तो निचली तह दिखाई नहीं देगी। सरोवर की निचली तह हमारे स्वयं के समान है; सरोवर हमारा चित्त है और उसकी लहरें वृत्त।

फिर मन तीन अवस्थाओं में होता है; जिसमें से एक है अंधकार, जिसे तामस कहते हैं; जो जड़ और बुद्धिहीनों में पाया जाता है। यह केवल घायल करने का ही कार्य करता है। मन की ऐसी अवस्था में कोई और विचार प्रवेश कर ही नहीं सकता।

दूसरी अवस्था है, मन की क्रियाशील अवस्था, जिसे 'राजस' कहते हैं, जिसके मुख्य उद्देश्य हैं—शक्ति एवं आनंद। "मैं शक्तिशाली बनूँगा और दूसरों पर शासन करूँगा।"

अंत में, एक अवस्था होती है, जिसे 'सत्त्व', विनम्रता एवं प्रशांति कहते हैं; जिसमें लहरें बंद हो जाती हैं और मन के सरोवर का पानी साफ हो जाता है। {CW 2.202}

हम सरोवर के नीचे की तह को नहीं देख सकते, क्योंकि उसकी सतह लहरियों से ढकी होती है। हम लोगों के लिए उसके निचले भाग की केवल एक झलक ही दिखाई देना संभव है और वह भी तब, जब उसकी लहरें उतर गई हों और पानी शांत हो। यदि जल मटमैला है अथवा हर समय उत्तेजित है, तो निचली तह दिखाई नहीं देगी।

मन एवं उसका नियंत्रण

इन लहरों के उठने को नियंत्रित करने का एक तरीका है 'चिंतन'। चिंतन से आप इन लहरियों को मन द्वारा शांत कर सकते हैं और यदि आप कई दिनों, महीनों और वर्षों तक इसका अभ्यास करते हैं, तब तक, जब तक यह आपकी आदत नहीं बन जाता और जब तक यह आपके स्वयं होने के बावजूद आता है, गुस्सा एवं नफरत नियंत्रण में रहेंगे और रुक जाएँगे। {1.242-43}

प्रफुल्लित रहें

यह बात कि आप धार्मिक बन रहे हैं, प्रथम चिह्न है कि आप प्रफुल्लित रहने लगे हैं। जब कोई व्यक्ति उदास अथवा विषादपूर्ण रहता है, तो वह मंदाग्नि हो सकता है, परंतु धर्म नहीं होता।

एक योगी के लिए सबकुछ सुखद है। हर व्यक्ति का चेहरा उसे आनंदित कर देता है। यह एक सच्चरित्र व्यक्ति का चिह्न होता है। पाप ही दुर्गति का कारण होता है और कोई नहीं। उसका उदासीन चेहरों से क्या लेना-देना? यह अत्यधिक भयंकर है। यदि किसी दिन आपका चेहरा उदासीन हो, तो उस दिन बाहर मत जाइए; अपने आपको एक कमरे में बंद कर लीजिए। आपको कोई अधिकार नहीं कि आप इस रोग अथवा बीमारी को बाहर दुनिया में ले जाएँ। {CW 1.264.65}

चिंतन से आप इन लहरियों को मन द्वारा शांत कर सकते हैं और यदि आप कई दिनों, महीनों और वर्षों तक इसका अभ्यास करते हैं, तब तक, जब तक यह आपकी आदत नहीं बन जाता और जब तक यह आपके स्वयं होने के बावजूद आता है, गुस्सा एवं नफरत नियंत्रण में रहेंगे और रुक जाएँगे।

एक योगी के लक्षण

"वह, जो किसी से नफरत नहीं करता; जो हर एक का मित्र होता है, जो हर एक के लिए दयावान होता है, जिसका स्वयं का कुछ न हो, जो अहं भाव से मुक्त हो, जो सुख और दु:ख—दोनों में समस्वभाव रखता हो, जो सहिष्णु हो, जो सदैव संतुष्ट रहता हो, जो हमेशा योग में कार्य करता हो, जिसका व्यक्तित्व नियंत्रित हो गया हो, जिसकी इच्छा दृढ़ हो, जिसका मन एवं प्रतिभा ईश्वर को समर्पित हो; ऐसा व्यक्ति ही मेरा प्रिय भक्त है। जिससे किसी प्रकार की उत्तेजना न आती हो, जो किसी से भी विचलित न होता हो, जो खुशी, गुस्सा, डर एवं चिंता से मुक्त हो, ऐसा व्यक्ति ही मेरा प्रिय है। वह, जो किसी वस्तु पर निर्भर नहीं होता, जो शुद्ध एवं सक्रिय हो, जो इस बात से परे है कि अच्छा होगा या बुरा और कभी भी उदासीन नहीं होता, जिसने स्वयं के लिए हर कोशिश छोड़ दी हो, जो दोषारोप एवं प्रशंसा, दोनों में समान रहता है, जिसका शांत एवं विचरण मन, जो उसे थोड़ा-बहुत मिलता है, उसी को आशीष समझता है; जिसका कोई घर नहीं है, क्योंकि पूरी पृथ्वी उसका घर है, जो अपने विचारों में स्थिर हो, ऐसा व्यक्ति मेरा प्रिय भक्त है।" केवल वही अकेला योगी बन सकता है। {CW 1.193}

जो इस बात से परे है कि अच्छा होगा या बुरा और कभी भी उदासीन नहीं होता, जिसने स्वयं के लिए हर कोशिश छोड़ दी हो, जो दोषारोप एवं प्रशंसा-दोनों में समान रहता है, जिसका शांत एवं विचरण मन, जो उसे थोड़ा-बहुत मिलता है, उसी को आशीष समझता है; जिसका कोई घर नहीं है, क्योंकि पूरी पृथ्वी उसका घर है, जो अपने विचारों में स्थिर हो, ऐसा व्यक्ति मेरा प्रिय भक्त है।

मुक्त—शुक्ति के सामान बनिए

एक बहुत ही सुंदर भारतीय कहानी है कि यदि उस समय वर्षा होती है, जिस समय स्वाति नक्षत्र उदीयमान होता है और यदि उस वर्षा की एक बूँद एक शुक्ति में गिर जाती है, तो वह बूँद मोती बन जाती है। शुक्तियाँ यह जानती हैं, इसलिए वह ऊपरी सतह पर आ जाती हैं। उस समय, जब वह नक्षत्र चमकता है, तो उस मूल्यवान बूँद को पकड़ने के लिए रुक जाती हैं। जैसे ही वह बूँद उसमें गिरती है, वह शुक्ति अपनी सीपी को बंद कर लेती हैं और समुद्र की गहराइयों में डूब जाते हैं, इसलिए कि वह धैर्य से उस बूँद को मोती में परिवर्तित कर सकें। हमें उसी प्रकार का होना चाहिए। पहले सुनो, फिर समझो और उसके पश्चात्, सब आकर्षक वस्तुओं को छोड़कर, बाहरी प्रेरणाओं को अपने मन से बाहर रखो और स्वयं के अंदर सत्य के विकास में अपने आपको समर्पित कर दो। {CW 1.177}

एक बहुत ही सुंदर भारतीय कहानी है कि यदि उस समय वर्षा होती है, जिस समय स्वाति नक्षत्र उदीयमान होता है और यदि उस वर्षा की एक बूँद एक शुक्ति में गिर जाती है, तो वह बूँद मोती बन जाती है। शुक्तियाँ यह जानती हैं, इसलिए वह ऊपरी सतह पर आ जाती हैं। उस समय, जब वह नक्षत्र चमकता है, तो उस मूल्यवान बूँद को पकड़ने के लिए रुक जाती हैं।

एक बहुत बड़े ईश्वरीय मुनि हैं, जिनका नाम है—नारद। जिस प्रकार मनुस्गात्वा के मध्य मुनि होते हैं, उसी प्रकार ईश्वरों के बीच भी प्रख्यात मुनि होते हैं। नारद एक अच्छे मुनि थे और वह बहुत विख्यात थे। वह हर जगह भ्रमण करते रहते थे। एक दिन वह एक जंगल के बीच में से गुजर रहे थे। उन्होंने एक व्यक्ति

को चिंता में इतना मग्न देखा कि दीमकों ने उनके शरीर के चारों ओर एक टीला बना लिया था—वह इतनी देर इसी स्थिति में बैठा था? "आप कहाँ जा रहे हैं?" नारद ने उत्तर दिया, "मैं स्वर्ग को जा रहा हूँ।" "तो ईश्वर से पूछना कि वह मेरी ओर कृपा दृष्टि कब करेंगे? मुझे मुक्ति कब मिलेगी?" आगे चलकर नारद ने एक और व्यक्ति को देखा। वह इधर-उधर उछल-कूद रहा था और गाना गा रहा था और नाच रहा था। उसने कहा, "अरे नारद! आप कहाँ जा रहे हैं?" उसकी आवाज और उसके हाव-भाव वहशी थे। नारद ने कहा, "मैं स्वर्ग जा रहा हूँ।" "तो फिर पूछिएगा कि मैं कब मुक्त होऊँगा?" नारद आगे बढ़े। कुछ समय पश्चात्, वह फिर उसी रास्ते से आ रहे थे और वह व्यक्ति जो चिंतन कर रहा था, जिसके चारों ओर दीमक लगी हुई थी, वह मिला। उसने कहा, "ओ नारद! क्या आपने ईश्वर से मेरे विषय में पूछा? उन्होंने क्या कहा?" "ईश्वर ने मुझे बताया कि तुम्हें चार और जन्मों के बाद मुक्ति मिलेगी।" इस पर उस व्यक्ति ने रोना-बिलखना शुरू कर दिया और कहा, "मैंने तब तक चिंतन किया, जब तक दीमक ने मेरे चारों ओर टीला नहीं बना लिया और अभी भी मुझे चार और जन्म जीना है!" नारद दूसरे व्यक्ति के पास गए। "क्या आपने मेरा प्रश्न पूछा?" "अरे हाँ! क्या तुम इस इमली के पेड़ को देख रहे हो? मुझे तुम्हें यह बताना है कि इस वृक्ष में जितने पत्ते हैं, उतनी बार तुम्हारा जन्म होना है। उसके बाद ही तुम्हें मुक्ति मिलेगी।" वह व्यक्ति खुशी से नाचने लगा, "मुझे इतने कम समय में मुक्ति मिल जाएगी!" फिर एक आवाज आई, "मेरे बच्चे, तुम्हें

"मैं स्वर्ग को जा रहा हूँ।" "तो ईश्वर से पूछना कि वह मेरी ओर कृपा दृष्टि कब करेंगे? मुझे मुक्ति कब मिलेगी?" आगे चलकर नारद ने एक और व्यक्ति को देखा। वह इधर-उधर उछल-कूद रहा था और गाना गा रहा था और नाच रहा था।

इस क्षण ही मुक्ति मिल जाएगी।" यह था, उसकी दृढ़ प्रतिज्ञा के लिए उसका पुरस्कार। वह उन सारे जन्मों में कार्य करने के लिए तैयार था; कोई भी बात उसे हतोत्साहित नहीं कर सका। {CW1.193-94}

प्रशांति के परिमंडल में

ध्यान, आध्यात्मिक जीवन को हर भौतिक अवस्था से विवस्त्र कर लेते हैं और अपने ईश्वरीय स्वभाव को महसूस करते हैं। ध्यान में हम किसी बाह्य सहायता के ऊपर निर्भर नहीं होते। आत्मा का स्पर्श मलिन स्थानों को भी चमकीले रंगों में रँग देता है। यह सबसे तुच्छ वस्तु पर भी अपनी सुगंध फैला सकता है; यह दुष्ट व्यक्ति को ईश्वरीय बना सकता है और हर शत्रुता, हर स्वार्थ को मिटा देता है। शरीर के विषय में जितना कम सोचेंगे, उतना अच्छा होगा; क्योंकि यह जो हमें दुःखी बनाता है। शरीर ही है, जो हमें नोच घसीट देता है। यह मोहमाया, एकात्मीकरण ही है, जो हमें दुःखी बनता है। यही गोपनीय बात है—सोचना कि मैं आत्मा हूँ, शरीर नहीं और यह कि यह समस्त ब्रह्मांड, सब संबंधों के साथ, अपनी सब अच्छाइयों और बुराइयों के साथ, केवल चित्रों की एक श्रृंखला है, कैनवस के दृश्यों के समान है, जिसका मैं साक्षी हूँ। {CW 2.37}

ध्यान, आध्यात्मिक जीवन को हर भौतिक अवस्था से विवस्त्र कर लेते हैं और अपने ईश्वरीय स्वभाव को महसूस करते हैं। ध्यान में हम किसी बाह्य सहायता के ऊपर निर्भर नहीं होते। आत्मा का स्पर्श मलिन स्थानों को भी चमकीले रंगों में रँग देता है। यह सबसे तुच्छ वस्तु पर भी अपनी सुगंध फैला सकता है; यह दुष्ट व्यक्ति को ईश्वरीय बना सकता है और हर शत्रुता, हर स्वार्थ को मिटा देता है।

ध्यान के जरिए रूपांतरण

एक युवक था, जो किसी भी प्रकार से अपने परिवार की सहायता नहीं कर पा रहा था। वह हट्टा-कट्टा एवं कर्मठ था और अंत में एक राजमार्ग का डाकू बन गया; वह रास्ते पर चल रहे व्यक्तियों पर आक्रमण करता एवं लूटता था और उस पैसे से ही अपने माता-पिता, पत्नी एवं संतान की देखभाल करता था। यह लगातार चलता रहा था। फिर एक बार महान् मुनि नारद वहाँ से गुजर रहे थे और उस डाकू ने उन पर आक्रमण कर दिया।

नारद ने उस डाकू से पूछा, "तुम मुझे क्यों लूटना चाहते हो? मनुष्यों को लूटना और मारना महापाप है। तुम इतना पाप किस कारण से करते हो?" डाकू ने कहा, "मैं इस धनराशि से अपने परिवार की सहायता करता हूँ।" नारद ने कहा, "अब यह बताओ कि क्या वे तुम्हारे पाप में भी भागीदार होंगे?" "निश्चय।" उस डाकू ने उत्तर दिया। "बहुत अच्छा!" नारद ने कहा, "मुझे बाँधकर सुरक्षित कर दो और तुम तब तक जाकर अपने लोगों से पूछो कि क्या वे तुम्हारे पाप में भी वैसे ही भागीदार होंगे, जैसे कि वे तुम्हारी कमाई में हैं?" जैसा उससे कहा गया था, वह व्यक्ति अपने पिता के पास गया और पूछा, "पिताजी, क्या आप जानते हैं कि मैं किस प्रकार आप सबको पालता हूँ?" उन्होंने उत्तर दिया, "नहीं, मैं नहीं जानता।"

नारद ने उस डाकू से पूछा, "तुम मुझे क्यों लूटना चाहते हो? मनुष्यों को लूटना और मारना महापाप है। तुम इतना पाप किस कारण से करते हो?" डाकू ने कहा, "मैं इस धनराशि से अपने परिवार की सहायता करता हूँ।" नारद ने कहा, "अब यह बताओ कि क्या वे तुम्हारे पाप में भी भागीदार होंगे?" "निश्चय।"

"मैं लोगों को मारकर उन्हें लूटता हूँ। मैं एक लुटेरा हूँ।" "क्या? बेटे, क्या तुम यह कार्य करते हो? चले जाओं यहाँ से; तुम बहिष्कृत हो।" फिर वह व्यक्ति अपनी माँ के पास गया और उनसे पूछा, "माँ, क्या तुम जानती हो कि मैं तुम्हारी सहायता कैसे करता हूँ?" "नहीं", माँ ने उत्तर दिया। "डकैती और खून करके!" माँ ने चिल्लाकर कहा, "यह तो बहुत वीभत्स है!" "परंतु क्या तुम मेरे पाप में भागीदार हो?" "नहीं"। पुत्र से पूछा तो पुत्र ने कहा, "मैं क्यों बनूँ भागीदार? मैंने तो कभी कोई डकैती नहीं की।" इसके पश्चात् वह अपनी पत्नी के पास गया और उससे प्रश्न किया, "क्या तुम जानती हो, मैं तुम्हें कैसे सहारा देता हूँ?" "नहीं", उसने उत्तर दिया। "अरे, मैं राजमार्ग का एक लूटेरा हूँ और कई वर्षों से लोगों को लूट रहा हूँ। इसी प्रकार से तुम सबको सहारा देता आया हूँ और अब मैं यह जानना चाहता हूँ कि क्या तुम मेरे पाप में भागीदार बनने को तैयार हो?" "किसी हाल में नहीं। तुम मेरे पति हो और हमारी देखभाल करने का दायित्व तुम्हारा है।" डाकू की आँखें खुल गईं। "यही दुनिया का दस्तूर है—मेरे सगे-संबंधी भी, जिनके लिए मैं लूटमार करता रहा, वे भी मेरी नियति में भागीदार नहीं बनेंगे।" वह उसी स्थान पर वापस आया, जहाँ पर उसने साधू को बाँधकर रखा था। उसने उसको खोल दिया, उसके पैरों पर गिरकर उसको सब आपबीती बताई और कहा, "मुझे बचाओ! मैं अब क्या कर सकता हूँ?" साधू ने कहा, "अपने जीवन की धारा को त्याग दो। तुम देख सकते हो कि तुम्हारे परिवार का कोई भी सदस्य सही मायने में तुमसे प्यार नहीं करता, तो तुम ये सब

"अरे, मैं राजमार्ग का एक लूटेरा हूँ और कई वर्षों से लोगों को लूट रहा हूँ। इसी प्रकार से तुम सबको सहारा देता आया हूँ और अब मैं यह जानना चाहता हूँ कि क्या तुम मेरे पाप में भागीदार बनने को तैयार हो?"

भ्रम त्याग दो। ये सब तुम्हारी समृद्धि में भागीदार बनेंगे; परंतु जिस क्षण तुम्हारे पास कुछ नहीं होगा, ये सब तुम्हें त्याग देंगे। कोई भी ऐसा नहीं है, जो तुम्हारे पाप में भागीदार बनेगा। ये सब तुम्हारी अच्छाइयों का हिस्सा बनेंगे। इसलिए उस ईश्वर की उपासना करो, जो सदैव हमारे अच्छे और बुरे कर्मों का भागीदार है। वह कभी भी हमें नहीं छोड़ेगा, क्योंकि प्यार कभी भी नीचे नहीं घसीटता; कोई बाधाएँ एवं स्वार्थ नहीं जानता।"

इसके पश्चात् नारद ने उसे सिखाया कि पूजा कैसे की जाती है। और इस व्यक्ति ने सबकुछ त्याग दिया और एक जंगल में चला गया। वहाँ पर वह निरंतर उपासना करता रहा और तब तक ध्यान में विलीन रहा, स्वयं को भुलाकर, जब तक दीमकों ने आकर उसके चारों ओर टीले न बना लिये और वह इन सबसे अनभिज्ञ रहा।

इसके पश्चात् नारद ने उसे सिखाया कि पूजा कैसे की जाती है। और इस व्यक्ति ने सबकुछ त्याग दिया और एक जंगल में चला गया। वहाँ पर वह निरंतर उपासना करता रहा और तब तक ध्यान में विलीन रहा, स्वयं को भुलाकर, जब तक दीमकों ने आकर उसके चारों ओर टीले न बना लिये और वह इन सबसे अनभिज्ञ रहा। कई वर्ष बीत जाने के बाद एक स्वर आया, जो कह रहा था, "उठो, ओ साधू!" इस प्रकार जगाए जाने पर उसने एक आह भरकर कहा, "साधू? मैं तो एक डाकू हूँ!" उस आवाज ने उत्तर दिया, "अब तुम डाकू नहीं रहे। अब तुम एक पवित्र साधू हो। तुम्हारा पुराना नाम चला गया, परंतु अब, क्योंकि तुम्हारा ध्यान इतना गहरा और इतना महान् था कि तुमने उन दीमकों और टीलों के विषय में भी कुछ नहीं कहा, जिन्होंने तुम्हें चारों ओर से घेर लिया था। अतः अब तुम्हारा नाम वाल्मीकि होगा। वाल्मीकि का अर्थ है, 'वह, जिसका

जन्म दीमक के टीले में हुआ हो'।" इस प्रकार, वह एक साधू बन गया। {CW 4.63-65}

ध्यान की तीन अवस्थाएँ

ध्यान की तीन अवस्थाएँ होती हैं। पहली है—'धारणा', किसी वस्तु पर अपने मन को केंद्रित करना। मैं अपना मन इस गिलास पर केंद्रित करता हूँ और गिलास के अलावा सब वस्तुओं को अपने मन से हटा देता हूँ, परंतु मन तो भटकता रहता है···जब वह मजबूत हो जाएगा और इधर-उधर नहीं भटकेगा, तब उस अवस्था को 'ध्यान' कहते हैं। इसके पश्चात् इससे ऊपर एक और अवस्था है, जिसमें मेरे और गिलास के बीच का अंतर खो जाता है। इसे समाधि अथवा तन्मयता कहते हैं। मन और गिलास एक समान हैं। मैं दोनों में कोई अंतर नहीं देखता। सारी अनुभूतियाँ खत्म हो जाती हैं, यहाँ तक कि वे भी, जो अन्य इंद्रियों के माध्यम से कार्य करती हैं, वे मन पर केंद्रित होती हैं। तब यह गिलास पूर्ण रूप से मन की शक्ति के अधीन होता है, यह समझना चाहिए। यह योगियों द्वारा खोला गया एक विशाल नाटक है। {CW 4.228}

इससे ऊपर एक और अवस्था है, जिसमें मेरे और गिलास के बीच का अंतर खो जाता है। इसे समाधि अथवा तन्मयता कहते हैं। मन और गिलास एक समान हैं। मैं दोनों में कोई अंतर नहीं देखता। सारी अनुभूतियाँ खत्म हो जाती हैं, यहाँ तक कि वे भी, जो अन्य इंद्रियों के माध्यम से कार्य करती हैं, वे मन पर केंद्रित होती हैं।

विश्राम कैसे करें ?

चिंतन का अर्थ है, मन को अपनी ओर घुमा देना। मन चिंतन

लहरियों को रोक देता है और जगत् रुक जाता है। आपकी चेतना विस्तारित हो जाती है। आप जब-जब ध्यान करेंगे, आपका विकास होता रहेगा। थोड़ा और परिश्रम कीजिए और ध्यान अपने आप आ जाता है। आपको अपने शरीर अथवा अन्य किसी वस्तु का आभास भी नहीं होता। एक घंटे बाद जब आप उसमें से निकलते हैं, तो आपको ऐसा लगेगा कि शायद आपने अपनी जिंदगी में इतना विश्राम कभी नहीं किया। केवल यही एक तरीका है, जिससे आप अपनी प्रक्रिया को विश्राम दे सकते हैं। सबसे गहरी नींद भी इस प्रकार का आराम आपको नहीं देगी। गहरी-से-गहरी नींद में भी मन कूदता रहता है। केवल चिंतन में लगे उन कुछ क्षणों में ही आपका मस्तिष्क प्रायः बंद हो जाता है। केवल कुछ तेज ही बचा रह जाता है। आप शरीर को भूल जाते हैं। हो सकता है, आपको कई टुकड़ों में बाँट दिया जाए, परंतु आपको उसका कुछ आभास ही नहीं होगा। आपको उसमें भी आनंद मिलेगा। आप स्वयं को हल्का महसूस करेंगे। ऐसी आदर्श शांति मिलती है, आपको चिंतन से। {CW 4.235}

एक घंटे बाद जब आप उसमें से निकलते हैं, तो आपको ऐसा लगेगा कि शायद आपने अपनी जिंदगी में इतना विश्राम कभी नहीं किया। केवल यही एक तरीका है, जिससे आप अपनी प्रक्रिया को विश्राम दे सकते हैं। सबसे गहरी नींद भी इस प्रकार का आराम आपको नहीं देगी। गहरी-से-गहरी नींद में भी मन कूदता रहता है।

क्रिया अपने साथ प्रतिक्रिया लेकर आती है

प्रकृति के प्रत्येक तथ्य में आपका कम-से-कम आधा योगदान होता है और आधा प्रकृति स्वयं लाती है। यदि आपके आधे योगदान को

ले लिया जाए तो वह बंद हो जाना चाहिए।

हम एक और उदाहरण लेते हैं। आप सरोवर की शांत सतह पर पत्थर फेंकते हैं, तो आप देखेंगे कि हर फेंके हुए पत्थर के बाद एक प्रतिक्रिया होती है। पत्थर सरोवर की छोटी-छोटी लहरों से ढक जाता है। प्रथा, इसी तरह बाह्य वस्तुएँ उन पत्थरों के समान हैं, जो सरोवर रूपी मन में फेंके जाते हैं। अतः हम बाहरी वस्तुओं को ठीक से नहीं देखते···हम केवल लहरों को देखते हैं। {CW 4.228-29}

ध्यान की शक्ति

ध्यान की शक्ति ही हमारे लिए प्रत्येक वस्तु ला देती है। यदि आप प्रकृति के ऊपर शक्ति लाना चाहते हैं, तो आप उसे ध्यान अथवा चिंतन से ला सकते हैं। आज सब वैज्ञानिक तथ्य ध्यान की शक्ति से ही आविष्कार होते हैं। वह विषय पढ़ते हैं और सबकुछ भूल जाते हैं—यहाँ तक की स्वयं की पहचान और बाकी सबकुछ भी और फिर कोई महत्त्वपूर्ण तथ्य बिजली की तरह कौंध जाता है। कई लोग मानते हैं कि यह उत्प्रेरणा है।

कोई उत्प्रेरणा नहीं है, जो भी प्रेरणा के नाम पर चल जाता है, आज जो कारण हमारे मन में पहले से ही है, उसका परिणाम है। एक दिन और

ध्यान की शक्ति ही हमारे लिए प्रत्येक वस्तु ला देती है। यदि आप प्रकृति के ऊपर शक्ति लाना चाहते हैं, तो आप उसे ध्यान अथवा चिंतन से ला सकते हैं। आज सब वैज्ञानिक तथ्य ध्यान की शक्ति से ही आविष्कार होते हैं। वह विषय पढ़ते हैं और सबकुछ भूल जाते हैं—यहाँ तक की स्वयं की पहचान और बाकी सबकुछ भी और फिर कोई महत्त्वपूर्ण तथ्य बिजली की तरह कौंध जाता है। कई लोग मानते हैं कि यह उत्प्रेरणा है।

परिणाम कौंध जाता है! उसका पिछला कार्य उसका कारण था।

यहीं पर आप चिंतन की शक्ति को देखेंगे—विचार प्रबलता। ये व्यक्ति स्वयं की आत्मा को बल देते हैं। विशाल सत्य उभर आते हैं और सुस्पष्ट हो जाते हैं। अत: ध्यान की प्रथा ज्ञान का महत्त्वपूर्ण तरीका है। {CW 4.230}

ध्यान एक विज्ञान है

जो भी विद्यमान है, वह एक है, वह बहुत नहीं हो सकते। विज्ञान और ज्ञान का यही अर्थ है। अज्ञानता प्रतिलिपियाँ देखती है, अनेक को एक में घटाना ही विज्ञान है। संपूर्ण ब्रह्मांड को भी एक दरशाया गया है। इस विज्ञान को वेदांत का विज्ञान माना गया है। संपूर्ण ब्रह्मांड एक है।

जो भी विद्यमान है, वह एक है, वह बहुत नहीं हो सकते। विज्ञान और ज्ञान का यही अर्थ है। अज्ञानता प्रतिलिपियाँ देखती है, अनेक को एक में घटाना ही विज्ञान है। संपूर्ण ब्रह्मांड को भी एक दरशाया गया है। इस विज्ञान को वेदांत का विज्ञान माना गया है। संपूर्ण ब्रह्मांड एक है।

अब हमारे पास यह सारे रूपांतरण हैं और हम उन्हें देखते हैं, जिन्हें हम पाँच तत्त्व कहते हैं—ठोस, द्रव, गैसीय, प्रदीप्त, ईश्वरीय। इन सबको एक अंतिम सच्चाई 'आत्मा' में पाया जाता है। ठोस पिघलकर द्रव में, द्रव गैस में, गैस आकाश में फिर मन में परिवर्तित हो जाती है और मन पिघल जाता है। यह सब आत्मा है। ध्यान, आप जानते हैं, कल्पना की प्रक्रिया से आता है।

आप इन तत्त्वों के शुद्धीकरण की प्रक्रियाओं से गुजरते हैं—एक को दूसरे में द्रवित करके, वह अपने से ऊँचे में, वह मन में, वह आत्मा

में और फिर आप आत्मा में।

यह एक मिट्टी का विशाल ढेर है। इस मिट्टी से मैंने एक (छोटा) चूहा बनाया और आपने एक (छोटा) हाथी। दोनों मिट्टी हैं। दोनों को पिघला दीजिए। वह तत्त्वत: एक ही हैं। {CW 4.232–35}

पाव्हारी बाबा : एक आदर्श योगी

सब लोगों ने उस चोर के विषय में सुना है, जो उनके आश्रम से चोरी करने आया था और उन्हें देखते ही इतना डर गया कि वह वहाँ से भाग गया और जो वस्तुएँ उसने चुराई थीं, उन्हें एक पोटली में बाँधकर वहीं छोड़ गया; किस प्रकार साधू ने वह पोटली उठाई, चोर के पीछे भागा और कई मील कष्ट कर, दौड़कर उस तक आया; किस प्रकार उस साधू ने उस पोटली को चोर के पैरों के ऊपर रखा और हाथ जोड़कर, आँखों में आँसू भरकर अपनी दखलअंदाजी के लिए उससे क्षमा माँगी और उससे विनती की कि वह उन वस्तुओं को स्वीकार कर ले, क्योंकि वे उसकी वस्तुएँ हैं, उनकी नहीं।

सब लोगों ने उस चोर के विषय में सुना है, जो उनके आश्रम से चोरी करने आया था और उन्हें देखते ही इतना डर गया कि वह वहाँ से भाग गया और जो वस्तुएँ उसने चुराई थीं, उन्हें एक पोटली में बाँधकर वहीं छोड़ गया; किस प्रकार साधू ने वह पोटली उठाई, चोर के पीछे भागा और कई मील कष्ट कर, दौड़कर उस तक आया।

हमें यह भी बताया गया है, विश्वस्त स्रोतों द्वारा कि किस प्रकार एक बार उन्हें एक कोबरा साँप ने काट लिया, हालाँकि कई घंटों तक उन्हें मृत स्वीकार कर लिया गया था, वे उठ खड़े हुए और जब उसके

मित्रों ने उनसे इस विषय में पूछा, तो उन्होंने उत्तर दिया कि वह कोबरा 'प्रेयसी का संदेशवाहक' था।

उनकी महान् विशिष्टताओं में से एक थी कि वह अपने कार्य में उस क्षण के लिए बहुत तल्लीन हो जाते थे, कार्य चाहे जितना भी छोटा क्यों न हो। उतना ही ध्यान व मनोयोग वह देते थे। ताँबे के उस बरतन को साफ करने में, जो वह श्रीरघुनाथजी की उपासना में लगाते थे। वह स्वयं सबसे अच्छा उदाहरण थे, कार्य के एक गुप्त राज को हमें बताने में—'साधना को इतना प्यार और ध्यान दो, जितना कि लक्ष्य को।'

उनकी महान् विशिष्टताओं में से एक थी कि वह अपने कार्य में उस क्षण के लिए बहुत तल्लीन हो जाते थे, कार्य चाहे जितना भी छोटा क्यों न हो। उतना ही ध्यान व मनोयोग वह देते थे। ताँबे के उस बरतन को साफ करने में, जो वह श्रीरघुनाथजी की उपासना में लगाते थे।

वर्तमान लेखक (स्वामी विवेकानंद) को इस साधू से यह पूछने का अवसर मिला कि वह क्या कारण है कि वह दुनिया की सहायता करने के लिए अपनी गुफा से बाहर नहीं आते? उन्होंने निम्नलिखित उत्तर दिया, "क्या आप यह मानते हैं कि शारीरिक सहायता ही एकमात्र सहायता है? क्या यह संभव नहीं है कि एक मन दूसरे मन की शारीरिक क्रिया के बिना भी सहायता कर सकता है?" {CW4.292-94}

बुद्ध के विषय में एक कहानी

जब बुद्ध का जन्म हुआ था, वह इतने शुद्ध थे कि जो कोई भी उन्हें दूर से भी देखता था, वह उसी क्षण अपना आनुष्ठानिक धर्म त्याग देता था और मठवासी बन जाता था और बाख जाता था। तो भगवानों ने एक

अधिवेशन किया। उन्होंने कहा, "हम तबाह हो गए", क्योंकि अधिकांश भगवान् अनुष्ठानों पर जीते हैं। यह सब बलिदान ईश्वर को ही जाता है और अब वह सब बलिदान चले गए थे। सब भगवान् भूख से मर रहे थे और इसका कारण यह था कि उनकी शक्ति चली गई थी।

अत: भगवानों ने कहा, "हमें कुछ भी करके इस व्यक्ति को नीचे करना है। यह हमारे जीवन के लिए अत्यधिक शुद्ध है।" फिर सब भगवान् आए और उन्होंने कहा, "श्रीमान, हम आपके पास कुछ माँगने आए हैं। हम एक महान् बलिदान करना चाहते हैं और इसके लिए हम एक विशाल अग्नि जलाना चाहते हैं। हम संपूर्ण पृथ्वी में से एक ऐसा पवित्र स्थान ढूँढ़ रहे हैं, जहाँ हम यह आग जला सकें, परंतु हमें ऐसा स्थान नहीं मिला। अब हमें वह स्थान मिल गया है। अगर आप लेट जाएँ तो हम आपके वक्ष पर वह विशाल अग्नि जला लेंगे।" उन्होंने कहा, "जलाइए।"

"श्रीमान, हम आपके पास कुछ माँगने आए हैं। हम एक महान् बलिदान करना चाहते हैं और इसके लिए हम एक विशाल अग्नि जलाना चाहते हैं। हम संपूर्ण पृथ्वी में से एक ऐसा पवित्र स्थान ढूँढ़ रहे हैं, जहाँ हम यह आग जला सकें, परंतु हमें ऐसा स्थान नहीं मिला। अब हमें वह स्थान मिल गया है। अगर आप लेट जाएँ तो हम आपके वक्ष पर वह विशाल अग्नि जला लेंगे।"

और भगवानों ने बुद्ध के वक्ष पर एक विशाल अग्नि जला दी। उन्होंने सोचा कि उनका निधन हो गया; परंतु ऐसा नहीं हुआ। फिर वह इधर-उधर जाकर कहने लगे, "हम तो बरबाद हो गए।" और सब भगवानों ने उन्हें मारना शुरू कर दिया, परंतु कोई लाभ नहीं हुआ। वह उन्हें नहीं मार पाए। नीचे से आवाज आई, "आप लोग, ये निरर्थक चेष्टाएँ क्यों कर रहे हैं?"

"जो भी आप पर दृष्टि डालता है, वह बुद्ध हो जाता है और बाख जाता है। ऐसे में कोई भी हमारी उपासना नहीं करेगा।"

"तो फिर आपकी चेष्टा व्यर्थ है, क्योंकि शुद्धता एवं पवित्रता कभी नहीं मारी जा सकती।" {CW 3.525}

समाधि का एक गीत

(बांग्ला से अनुवादित)

हे! न सूर्या, न मनोरम चाँद—सब प्रकाश विलुप्त है, अंतरिक्ष के परिशून्य में

ब्रह्मांड की प्रतिभाओं के समान छाया तैरती रहती है, जटिल मन के परिशून्य में

तैरता रहता है क्षणभंगुर ब्रह्मांड—उठता, बहता, फिर डूब जाता है, अविरल 'मैं' की धारा में

धीरे-धीरे छाया का बाहुल्य, आदिल गर्भाशय में प्रवेश कर, निरंतर बहता रहता है

केवल उस धरा में 'मै हूँ', 'मैं हूँ',

ओह! यह बंद हो गया; अब तो धारा भी नहीं बहती

परिशून्य परिशून्य में विलीन हुआ, कथन एवं मन से परे

जिसका हृदय यह समझता है, वस्तुतः वही समझता है। {CW 4.498}

प्रश्न एवं उत्तर

प्रश्न : हम किसे गुरु कह सकते हैं?

उत्तर : वह जो आपका भूत एवं भविष्य बता सकता है, वही आपका गुरु है।

प्रश्न : किसी में भक्ति कैसे हो सकती है ?

उत्तर : आपके भीतर भक्ति है। केवल लालसा एवं धन-संपत्ति का परदा उसे ढके रखता है। जैसे ही आप उसे उठा देते हैं, भक्ति स्वयं प्रत्यक्ष हो जाती है।

प्रश्न : क्या मूर्ति-पूजन से व्यक्ति मुक्ति प्राप्त कर सकता है ?

उत्तर : मूर्ति-पूजा सीधे-सीधे मुक्ति नहीं दे सकती; वह एक अप्रत्यक्ष कारण हो सकती है, राह में सहायता। मूर्ति-पूजन की निंदा नहीं करनी चाहिए, क्योंकि कइयों के मन को वह अद्वैत की उपलब्धि के लिए तैयार कर देती है, जो किसी मनुष्य को श्रेष्ठ बना देता है।

मूर्ति-पूजा सीधे-सीधे मुक्ति नहीं दे सकती; वह एक अप्रत्यक्ष कारण हो सकती है, राह में सहायता। मूर्ति-पूजन की निंदा नहीं करनी चाहिए, क्योंकि कइयों के मन को वह अद्वैत की उपलब्धि के लिए तैयार कर देती है, जो किसी मनुष्य को श्रेष्ठ बना देता है।

प्रश्न : मुक्ति किसे कहते हैं ?

उत्तर : मुक्ति का अर्थ है, संपूर्ण स्वाधीनता—अच्छाई एवं बुराई के बंधनों से मुक्ति। सोने की जंजीर, एक लोहे की जंजीर के समान ही है। श्रीरामकृष्ण कहते थे कि पैर में चुभे काँटे को बाहर निकलने के लिए एक और काँटे की आवश्यकता होती है और जब काँटा बाहर निकल आता है तो दोनों को फेंक दिया जाता है। अतः बुरी प्रवृत्तियों का अच्छी प्रवृत्तियों द्वारा विरोध करना चाहिए, परंतु उसके पश्चात् अच्छी प्रवृत्तियों पर भी

विजय प्राप्त करनी चाहिए।

प्रश्न : हम वेदांत को कैसे प्राप्त कर सकते हैं?

उत्तर : 'सुनकर, विचार करके और ध्यान से।' किसी सद्गुरु से सुनिए। यदि कोई समर्पित शिष्य न भी हो, परंतु उपयुक्त प्रार्थी हो और सद्गुरु के शब्दों को ध्यान से सुने, तो वह मुक्त हो जाता है।

प्रश्न : मनन, प्रार्थना कहाँ करनी चाहिए? शरीर के भीतर या उसके बाहर? क्या मन को अंदर खींच लेना चाहिए या बाहर ही छोड़ देना चाहिए?

उत्तर : हमें अंदर ही ध्यान करने की कोशिश करनी चाहिए। जहाँ तक मन के इधर या उधर होने का प्रश्न है, तो मानसिक समतल तक पहुँचने के लिए काफी समय लगेगा। अभी हमारा मुकाबला शरीर से है। जब व्यक्ति अपनी मुद्रा में आदर्श स्थिरता प्राप्त कर लेता है, केवल तब ही वह मन के साथ मुकाबला शुरू कर सकेगा। जब आसन पर जीत प्राप्त हो जाती है, व्यक्ति के अंग अचल हो जाते हैं और व्यक्ति जब तक चाहे, उस अवस्था में बैठ सकता है।

प्रश्न : कई बार व्यक्ति मंत्र-जाप से थक जाता है। क्या व्यक्ति को फिर भी पाप करते रहना चाहिए या कोई अच्छी पुस्तक पढ़नी चाहिए?

उत्तर : व्यक्ति जाप से दो कारणों से थक जाता है। कई बार हो सकता है, आपका मस्तिष्क थक चुका हो। कभी-कभी यह कार्यहीन होने के कारण भी हो सकता है। यदि पहला है, तो कुछ समय के लिए जाप छोड़ दीजिए, क्योंकि उस समय दृढ़ रहने से भ्रम होने लगता है अथवा

पागलपन इत्यादि हो सकता है, परंतु यदि दूसरा कारण है, तो हमें अपने आपको जाप करते रहने के लिए जोर देते रहना चाहिए।

प्रश्न : क्या जाप को लंबे अरसे तक करते रहना ठीक है, जबकि आपका मन इधर-उधर भटक रहा हो ?

उत्तर : हाँ, जिस प्रकार कुछ लोग एक उद्दंड घोड़े की जिद, उसकी पीठ पर अपनी सीट जबरदस्ती बनाए रखते हैं और उसे अपनी जिद छोड़नी पड़ती है।

प्रश्न : प्रार्थना की क्या क्षमता है ?

उत्तर : प्रार्थना से व्यक्ति की निपुण शक्तियाँ आसानी से जाग्रत् हो जाती हैं और यदि जानकार द्वारा किया जाता है तो उनके द्वारा सारी इच्छाएँ पूरी करी जा सकती हैं, परंतु यदि उन्हें अनजाने में किया जाता तो शायद दस में से एक पूरी होती है। बहरहाल, ऐसी प्रार्थना स्वार्थी है। अतः उसे छोड़ देना चाहिए।

प्रार्थना से व्यक्ति की निपुण शक्तियाँ आसानी से जाग्रत् हो जाती हैं और यदि जानकार द्वारा किया जाता है तो उनके द्वारा सारी इच्छाएँ पूरी करी जा सकती हैं, परंतु यदि उन्हें अनजाने में किया जाता तो शायद दस में से एक पूरी होती है। बहरहाल, ऐसी प्रार्थना स्वार्थी है। अतः उसे छोड़ देना चाहिए।

प्रश्न : आपने अपनी 'भक्ति योग' में लिखा है कि यदि कोई शारीरिक तौर से कमजोर हो, ऐसा व्यक्ति यदि योग करने की चेष्टा करता है, तो एक

आश्चर्यजनक प्रतिक्रिया होती है। ऐसे में क्या किया जाए?

उत्तर : क्या डर है, यदि आप स्वयं को जानने की चेष्टा में मर जाएँ! मनुष्य सीखने के लिए मरने से नहीं डरता। अत: धर्म के लिए मरने से आप क्यों डरें? {CW 5.314–25}

अनुभव और जाँच

स्वामीजी : एक बार दक्षिणेश्वर मंदिर के बगीचे में श्रीरामकृष्ण ने मुझे मेरे वक्ष पर छुआ और सबसे पहले मैंने देखना शुरू किया कि घर, कमरे, दरवाजे, खिड़कियाँ, बरांडा—पेड़, सूरज, चाँद—सब उड़ते जा रहे थे, जैसे कि टुकड़ों में टूटते जा रहे थे—अणु और परमाणु में और अंतत: आकाश में विलीन हो गए। फिर धीरे-धीरे आकाश भी खो गया और उसके पश्चात् मेरे अहं का एहसास भी उसके साथ खो गया; उसके बाद क्या हुआ, मुझे कुछ याद नहीं है। शुरू में मैं बहुत डर गया था। फिर उसके बाद उस अवस्था से वापस आकर मैं फिर घर, दरवाजे, खिड़कियाँ, बरांडा और अन्य वस्तुएँ देखने लगा। एक और अवसर पर, बिल्कुल इसी प्रकर का ज्ञान मुझे अमेरिका में एक तालाब के पास हुआ।

शिष्य : क्या ऐसा नहीं हो सकता कि ऐसी अवस्था मन के विक्षिप्त होने के कारण हो? और क्या मैं नहीं समझ सकता कि ऐसी अवस्था को समझने में क्या आनंद मिलता है?

स्वामीजी : मस्तिष्क की विक्षिप्तता! आप ऐसा कैसे कह सकते हैं, जबकि वह किसी रोग के सन्निपात से उपजी हो, न ही मदिरापान के उन्माद से, न ही विभिन्न प्रकार की अजीब साँस लेने की क्रियाओं द्वारा जनमी भ्रांति से, बल्कि जब वह किसी सामान्य व्यक्ति से संबंधित होती है, जो अपने होशो-हवास में होता है? फिर यह अनुभव वेदों के साथ पूर्ण रूप से समन्वय में हो। यह पुराने जमाने के प्रेरित ऋषियों एवं आचार्यों की अनुभूति के शब्दों से मेल खाता है। {CW 5.392}

निर्लिप्त कैसे हुआ जाए

हमारी करीब-करीब सारी पीड़ाएँ इस कारण से होती हैं, क्योंकि हममें निर्लिप्त होने की शक्ति नहीं है। अत: एकाग्रता के मन वस्तुओं पर रखना चाहिए, यह नहीं कि वह वस्तुएँ हमारा ध्यान अपनी ओर खींचें। हमें अधिकतर जोर दिया जाता है एकाग्रता पर। हमें आदेश दिया जाता है कि विभिन्न वस्तुओं पर अपने मन को केंद्रित करो, इसलिए कि उनसे आकर्षित होना है और हम टाल नहीं सकते। मन को नियंत्रण में रखना, उसे उस स्थान पर रखना, जहाँ हम उसे चाहते हैं; इसके लिए खास प्रशिक्षण की आवश्यकता है। {CW 6.38-39}

हमें आदेश दिया जाता है कि विभिन्न वस्तुओं पर अपने मन को केंद्रित करो, इसलिए कि उनसे आकर्षित होना है और हम टाल नहीं सकते। मन को नियंत्रण में रखना, उसे उस स्थान पर रखना, जहाँ हम उसे चाहते हैं; इसके लिए खास प्रशिक्षण की आवश्यकता है।

मन को कैसे पढ़ें

एक अनियंत्रित एवं अनिर्देशित मन हमें सदा ही खींचता जाएगा, नीचे और नीचे; हमें फाड़ेगा, मार डालेगा और एक नियंत्रित एवं निर्देशित मन हमें बचाएगा। हमें स्वाधीन करेगा। अतः मन को नियंत्रण में रखना चाहिए और मन हमें यह सिखाता है।

किसी भी भौतिक विज्ञान को पढ़ने एवं उसका विश्लेषण करने के लिए पर्याप्त आँकड़े एकत्र किए जाते हैं। इन तथ्यों को पढ़ा जाता है तथा इनका विश्लेषण किया जाता है और जो इस विज्ञान का ज्ञान होता है, वही इसका परिणाम होता है, परंतु मन के पाठन एवं विश्लेषण के कोई आँकड़े नहीं होते।

किसी भी भौतिक विज्ञान को पढ़ने एवं उसका विश्लेषण करने के लिए पर्याप्त आँकड़े एकत्र किए जाते हैं। इन तथ्यों को पढ़ा जाता है तथा इनका विश्लेषण किया जाता है और जो इस विज्ञान का ज्ञान होता है, वही इसका परिणाम होता है, परंतु मन के पाठन एवं विश्लेषण के कोई आँकड़े नहीं होते। कोई बाहर से तत्त्व नहीं लाए जाते, केवल वही जो प्रत्येक के समादेश में हो। मन को स्वयं ही विश्लेषित किया जाता है। अतः सबसे बड़ा विज्ञान है—मन का विज्ञान, मनोविज्ञान।

भीतर, हमारे भीतर है आत्मा, तात्त्विक मनुष्य। मन को भीतर की ओर कीजिए और उससे संयुक्त हो जाइए; और उस स्थिरता के दृष्टिकोण से मन के परिभ्रमण को देखा जा सकता है और तथ्यों का पालन किया जा सकता है।

मन को नियंत्रण में करने के लिए व्यक्ति को चाहिए कि वह अवचेतन मन के अंदर, गहराइयों में जाए। हर विभिन्न निशानी, विचार

का वर्गीकरण कर, उन्हें श्रेणी के अनुसार व्यवस्थित करें। यह पहला कदम है। अवचेतन मन के नियंत्रण से आपको चेतन मन पर भी नियंत्रण मिल जाता है। {CW 6.30-32}

ध्यान पर व्यावहारिक संकेत

स्वामी शुद्धानंद ने पूछा, "श्रीमान्, ध्यान का असली स्वभाव क्या है?"

स्वामीजी : किसी वस्तु के ऊपर मन को फोकस करने को 'ध्यान' कहते हैं। यदि मन किसी एक वस्तु पर एकाग्रता पा जाता है, तो वह भी किसी एक वस्तु पर एकाग्रता पा सकता है।

धर्मग्रंथों में दो प्रकार के ध्यान के विषय में लिखा गया है—एक, जिसका कोई उद्‌देश्य होता है और दूसरा, वह जो निरुद्‌देश्य होता है। इन सबका क्या अर्थ है और दोनों में से कौन सा अधिक उच्च है?

शिष्य : धर्मग्रंथों में दो प्रकार के ध्यान के विषय में लिखा गया है—एक, जिसका कोई उद्‌देश्य होता है और दूसरा, वह जो निरुद्‌देश्य होता है। इन सबका क्या अर्थ है और दोनों में से कौन सा अधिक उच्च है?

स्वामीजी : पहली बात, ध्यान की प्रथा पहले किसी एक उद्‌देश्य को मन में लेकर ही होती है। एक समय था, मैं अपने मन में किसी काले बिंदु पर केंद्रित करता था। अंततः उन दिनों में मैं उस बिंदु को देख नहीं पाता था, न ही यह लक्ष्य कर पाता था कि वह बिंदु मेरे सामने है भी

या नहीं—मन अब था ही नहीं। कोई कार्य करने की लहर उठती थी ही नहीं, जैसे कि वह कोई एक समुद्र हो, जिसमें हवा की कोई साँस हो। उस अवस्था में मैंने अगोचर सत्य की झलक को अनुभव किया। इसलिए मैं सोचता हूँ, किसी सामान्य बाह्य वस्तु के साथ भी ध्यान की प्रथा, मानसिक एकाग्रता की ओर जाती है, परंतु यह सत्य है कि मन आसानी से शांत हो जाता है, जब कोई व्यक्ति किसी ऐसी वस्तु पर ध्यान देता है, जो उसे स्थिर करने में समर्थ हो। यही कारण है कि हमारे देश में इतने अधिक देवी-देवताओं की मूर्ति-पूजा होती है। इस प्रकार की उपासना से कितनी सुंदर प्रकार की कला विकसित हुई है, परंतु इस विषय में और अधिक चर्चा नहीं। बहरहाल, असलियत यह है कि प्रत्येक व्यक्ति के लिए ध्यान की वस्तु एक नहीं हो सकती। मनुष्यों ने केवल उन वस्तुओं के विषय में उद्धृत व प्रतिपादन किया है, जिसको उन्होंने पकड़े रखा, ध्यान में आदर्श बनने के लिए। इस बात से अनभिज्ञ कि बाद में वे वस्तुएँ संपूर्ण मानसिक शांति की प्राप्ति के साधन होंगी। मनुष्य ने इनका हर एक चीज से अधिक गुणगान किया है। बिना परिणाम की सोचे, उन्होंने पूर्ण रूप से जरिए के विषय में चिंता की है। असली लक्ष्य है, मन को क्रियाहीन बना देना, परंतु यह तब तक संभव नहीं है, जब तक व्यक्ति किसी एक विषय में तल्लीन नहीं हो जाता।

शिष्य : परंतु मन यदि किसी वस्तु में पूर्ण रूप से तल्लीन हो जाता है या घनिष्ठ संबंध बना लेता है तो वह हमें ब्राह्मण

चेतना कैसे दे देता है?

स्वामीजी : हाँ, चाहे शुरू में मन उस वस्तु का रूप ले लेता है, परंतु बाद में उस वस्तु की चेतना खो जाती है। तब फिर केवल विशुद्ध 'वाद' का अनुभव ही रह जाता है। {CW 6.486-87}

अलौकिक शक्ति

स्वामीजी ने कहा, "मानसिक शक्ति की मात्रा से कुछ हद तक चमत्कारी शक्ति पाना संभव है।" और शिष्य की ओर घूमकर उन्होंने कहा, "क्या तुम लोगों की विचरण पढ़ना सीखना चाहते हो? मैं तुम्हें चार-पाँच दिन में वह सिखा सकता हूँ।"

शिष्य : वह मेरे किस काम आएगा, श्रीमान?

स्वामीजी : क्यों, तुम दूसरों के मन की बात समझ सकोगे?

शिष्य : क्या वह मेरे ब्राह्मण के संबंध में ज्ञान-प्राप्ति में सहायक होंगे?

स्वामीजी : बिल्कुल भी नहीं।

शिष्य : तो फिर मुझे वह विज्ञान सीखने की कोई आवश्यकता नहीं है।

स्वामीजी : किंतु श्रीरामकृष्ण इन अलौकिक शक्तियों की अवज्ञा करते थे; उनकी शिक्षा थी कि कोई भी मनुष्य सर्वोच्च सत्य को तब तक नहीं प्राप्त कर सकता, जब तक उसका मन इन शक्तियों की अभिव्यक्ति की ओर अपरिवर्तित रहता है। मानस मन बहरहाल, इतना दुर्बल है कि गृहस्थों को छोड़कर, साधुओं में 90 प्रतिशत इन शक्तियों के उपासक हैं। पश्चिम देशों में यदि मनुष्य इस

प्रकार के चमत्कार देखता है, तो वह भौंचक्का रह जाता है। यह तो केवल श्रीरामकृष्ण की दया के कारण है कि हम इन शक्तियों की बुराइयों को समझ सके, क्योंकि यह असली धार्मिकता के रास्ते में रोड़े हैं और हम इन्हें अपने सही रूप में देख सकते हैं। क्या अपने नोटिस नहीं किया कि इसी कारण से श्रीरामकृष्ण के बच्चे उनके बारे में तनिक भी नहीं सोचते? {CW 6.515–17}

समाधि का रहस्य

शिष्य : क्या असीम एवं उत्कृष्ट निर्विकल्प समाधि की प्राप्ति के पश्चात्, व्यक्ति अहंभाव की चेतना के जरिए, द्विविध की दुनिया में वापस आ सकता है?

स्वामीजी : श्रीरामकृष्ण कहते हैं कि केवल अवतार ही उस समाधि की अवस्था से आम समता पर उतर सकते हैं और वह भी संसार की भलाई के लिए। सामान्य जीव नहीं आ सकते।

शिष्य : जब समाधि में होते हैं, जब मन विलीन होता है और चेतना की तह पर कोई लहर नहीं होती, ऐसी अवस्था में कोई भी मानसिक क्रिया अथवा अहं की चेतना के जरिए दुनिया में लौटने की संभावना कैसे रह सकती है? जब मन ही नहीं होता तो फिर कौन समाधि के सापेक्ष ताल पर नीचे उतरेगा और किस प्रकार से?

स्वामीजी : वेदांत का निष्कर्ष है कि जब असीम समाधि और प्रत्येक परिवर्तन का अवसान हो जाता है, तब उस अवस्था से वापस नहीं आया जा सकता; जैसा कि

वेदांत की सूक्ति कहती है; (संस्कृत में) 'धर्मग्रंथ सम्मत से कोई वापसी नहीं है।' परंतु दुनिया की भलाई के लिए कुछ इच्छाएँ रखते हैं। उस सूत्र को पकड़कर वे परम चेतना से नीचे उतरकर चेतना की अवस्था में आ जाते हैं। {CW 7.140}

ओजस की शक्ति

योगी लोग कहते हैं कि मनुष्य की उस ऊर्जा का वह भाग, जो कामुक ऊर्जा के रूप में, कामुक विचार में अभिव्यक्त होता है, उसे जब संयम में अथवा नियंत्रण में लाया जाता है, वह ओजस में परिवर्तित हो जाता है।

ओजस मनुष्य के मस्तिष्क में संचित रहता है और जितना अधिक ओजस अनुशय के मस्तिष्क में होता है, वह उतना ही शक्तिशाली होता है, उतना ही अधिक बुद्धिमान एवं आध्यात्मिक रूप से शक्तिशाली होता है। एक व्यक्ति सुंदर भाषा बोल सकता है और उसके सुंदर विचार भी हो सकते हैं, परंतु वह लोगों को प्रभावित नहीं कर सकता; दूसरा व्यक्ति न तो सुंदर भाषा बोलता है और न ही उसके विचार सुंदर होते हैं, फिर भी उसके शब्द व्यक्ति को मोहित कर देते हैं। उसकी हर चाल शक्तिशाली होती है। यह है ओजस की शक्ति!

एक व्यक्ति सुंदर भाषा बोल सकता है और उसके सुंदर विचार भी हो सकते हैं, परंतु वह लोगों को प्रभावित नहीं कर सकता; दूसरा व्यक्ति न तो सुंदर भाषा बोलता है और न ही उसके विचार सुंदर होते हैं, फिर भी उसके शब्द व्यक्ति को मोहित कर देते हैं। उसकी हर चाल शक्तिशाली होती है। यह है, ओजस की शक्ति!

वह केवल एक शुद्ध पुरुष व महिला ही है, जो ओजस को उठाकर

मस्तिष्क में सँजोकर रख देती है—यही कारण है कि पतिव्रत को सदैव सर्वोच्च सद्गुण माना गया है। एक मनुष्य सोचता है कि यदि वह अशुद्ध है तो उसकी आध्यात्मिकता चली जाती है। वह अपना मानसिक ओज एवं नीतिवचन ऊर्जस्विता खो देता है। यही कारण है कि दुनिया के प्रत्येक धार्मिक वर्ण में, जिसने महान् आध्यात्मिक गुरुओं को जन्म दिया है, उनमें आप हमेशा देखेंगे कि असीमित शुचिता पर जोर दिया गया है। यही कारण है कि मठवासियों का जन्म हुआ। उन्होंने विवाह को भी त्याग दिया। विचार, शब्द एवं कार्य में पूर्ण रूप से शुचिता होनी चाहिए। {CW 1.169–70}

ज्ञान का रहस्य

कुछ दिन पहले मठ के लिए 'इनसाइक्लोपीडिया ब्रितानिका' का नया संस्करण खरीदा गया था। नए चमकते सेट को देखकर शिष्य ने स्वामीजी से कहा, "एक जीवन में इन सब पुस्तकों को पढ़ना प्रायः असंभव है।" वह यह नहीं जानता था कि स्वामीजी ने इसकी दस पुस्तकें पढ़ ली थीं और अब वह ग्यारहवीं शुरू कर चुके थे।

स्वामीजी : आपने क्या कहा? उन दस पुस्तकों में से मुझसे कुछ भी पूछिए और मैं आपके हर प्रश्न का उत्तर दूँगा।

शिष्य (अचरज से) : क्या आपने यह सारी पुस्तकें पढ़ ली हैं?

स्वामीजी : नहीं तो आपसे प्रश्न पूछने को क्यों कहता?

जब उनकी परीक्षा ली गई, तो स्वामीजी ने न केवल उसका अर्थ प्रस्तुत किया, वरन् कई स्थानों पर तो कठिन विषयों पर उन्होंने वही भाषा भी बोली, जो उस पुस्तक में लिखी थी। शिष्य ने अचंभित हो, पुस्तक यह कहकर दूर रख दी कि यह मनुष्य की शक्ति में नहीं है।

स्वामीजी : देखा आपने? केवल ब्रह्मचर्य का कठिन पालन करके,

कुछ ही समय में ज्ञान प्राप्त किया जा सकता है। व्यक्ति, जो सुनता है अथवा केवल एक बार जान लेता है उसके विषय में, उसकी स्मरणशक्ति अचूक होती है। {CW 7.223.24}

मन की शक्ति

सर्वप्रथम राजयोग का विज्ञान हमें अपने अंदर की अवस्था का अवलोकन करने का जरिया देता है। इसका उपकरण हमारा मन ही है। मनोयोग की शक्ति का जब सही प्रकार से मार्गदर्शन किया जाता है और उसे अंदरूनी दुनिया की ओर निर्देशित किया जाता है तो मन का विश्लेषण किया जा सकता है और वह हमारे लिए तथ्यों को रोशन कर देता है। मन की शक्तियाँ रोशनी की किरणों को छितराने के समान हैं; जब वे केंद्रित होती हैं, तब वह रोशनी देती हैं। यही हमारे ज्ञान का जरिया है।

राजयोग का विज्ञान हमें अपने अंदर की अवस्था का अवलोकन करने का जरिया देता है। इसका उपकरण हमारा मन ही है। मनोयोग की शक्ति का जब सही प्रकार से मार्गदर्शन किया जाता है और उसे अंदरूनी दुनिया की ओर निर्देशित किया जाता है तो मन का विश्लेषण किया जा सकता है और वह हमारे लिए तथ्यों को रोशन कर देता है।

दुनिया अपनी गुप्त बातों को छोड़ने को तैयार है, यदि हम खटखटाना जानते हैं; यह कि हमें किस प्रकार धक्का देना चाहिए। सब धक्कों की शक्ति एवं जोर एकाग्रता से आता है। मनुष्य के मन की शक्ति की कोई सीमा नहीं है। वह जितना ही केंद्रित होता है, उतना ही वह एक बिंदु पर अपनी शक्ति व्यवहार करता है। यही है वह राज! {CW 1 .129-31}

रहस्य व्यापार

योग के इन तंत्रों में जो भी गुप्त अथवा रहस्यमय हो, उसको तुरंत अस्वीकार कर देना चाहिए। जीवन का सबसे अच्छा मार्गदर्शक होती है—शक्ति। हर तत्त्व के समान, धर्म में भी, हर उस वस्तु को निकाल फेंको, जो आपको निर्बल बनाती हो। ऐसी वस्तु से कोई संबंध नहीं रखना चाहिए। रहस्य व्यापार मनुष्य के मन को शिथिल बना देता है। इसने योग को प्राय: बरबाद कर दिया है—वह, जो कि सबसे श्रेष्ठ विज्ञानों में से एक है। {CW 1.134}

योग के इन तंत्रों में जो भी गुप्त अथवा रहस्यमय हो, उसको तुरंत अस्वीकार कर देना चाहिए। जीवन का सबसे अच्छा मार्गदर्शक होती है—शक्ति।

मध्य मार्ग का अनुसरण कीजिए

एक योगी को चाहिए कि वह दोनों चरमों से दूर रहे—आडंबरहीनता एवं विलास। उसे न तो उपवास करना चाहिए और न ही अपने शरीर को कष्ट देना चाहिए। जो ऐसा करता है, 'गीता' कहती है, वह योगी नहीं हो सकता। जो उपवास करता है, जो जगा रहता है, जो अधिक सोता है, जो अधिक कार्य करता है, जो कोई भी काम नहीं करता—इनमें से कोई भी योगी नहीं बन सकता। {CW 1.136}

शाही रास्ता

राजयोग का विज्ञान मनुष्य के समक्ष एक व्यावहारिक एवं वैज्ञानिक तौर से हल किया गया तरीका प्रस्तुत करता है, सत्य तक पहुँचने का। प्रथम स्थान पर, प्रत्येक विज्ञान का खोज करने का अपना तरीका होना चाहिए। यदि आप ज्योतिषविद् बनना चाहते हैं और बैठे-

बैठे केवल "खगोल विज्ञान! खगोल विज्ञान!" चिल्लाते रहते हैं, तो वह आप तक कभी नहीं आएगी। यही हाल है रसायन शास्त्र का। एक सही तरीका अपनाना चाहिए। आपको एक प्रयोगशाला में जाना होगा, विभिन्न तत्त्वों को लेना होगा, उन्हें मिश्रित करना होगा, उनका परीक्षण करना होगा और फिर उसके बाद रसायन शास्त्र का ज्ञान उससे प्राप्त होगा। यदि आप खगोल शास्त्री बनना चाहते हैं, तो आपको एक वेधशाला में जाना होगा, एक दूरबीन (टेलिस्कोप) लेनी होगी, सितारों एवं ग्रहों के विषय में पढ़ना होगा। उसके बाद ही आप खगोल शास्त्री बन सकते हैं। प्रत्येक विज्ञान का अपना अलग तरीका होता है। मैं आपको हजारों प्रवचन दे सकता हूँ, परंतु वे आपको धार्मिक नहीं बना सकेंगे, जब तक कि आप स्वयं उसका व्यवहार नहीं करेंगे। {CW 1.128}

यदि आप खगोल शास्त्री बनना चाहते हैं, तो आपको एक वेधशाला में जाना होगा, एक दूरबीन (टेलिस्कोप) लेनी होगी, सितारों एवं ग्रहों के विषय में पढ़ना होगा। उसके बाद ही आप खगोल शास्त्री बन सकते हैं। प्रत्येक विज्ञान का अपना अलग तरीका होता है। मैं आपको हजारों प्रवचन दे सकता हूँ, परंतु वे आपको धार्मिक नहीं बना सकेंगे, जब तक कि आप स्वयं उसका व्यवहार नहीं करेंगे।

ध्यान का असर

दिन-रात ब्राह्मण के विषय में सोचो तथा ध्यान करो; मन की एकाग्रता से ध्यान दो और जागे समय में, बाहरी जीवन की ओर या तो कोई काम करो दूसरों के लिए अथवा मन में बार-बार दोहराओ, 'समस्त संसार का और हर जीव का भला हो', प्रत्येक के मन को ब्राह्मण की दिशा में बहने दो, ऐसे विचार के लगातार बहाव से दुनिया बेहतर हो

सकती है। दुनिया की कोई भी अच्छी वस्तु निरर्थक नहीं बन सकती—वह चाहे कर्म हो अथवा विचार! आपकी चिंतनधारा शायद अमेरिका में किसी के अंदर धार्मिक एहसास जाग्रत् कर सके।" (स्वामीजी ने कलकत्ता के पास स्थित 'बेलुर्मा‌थ' में कहा था, जहाँ से वह अपने एक भारतीय शिष्य से बात कर रहे थे।) {CW 7.237}

ध्यान के समय में

ध्येय पर अपना मन रखें, तेल की एक अटूट धारा के समान। एक सामान्य व्यक्ति का मन विभिन्न लक्ष्यों में बिखरा होता है; यहाँ तक कि ध्यान के समय में भी मन, प्रथम में, इधर-उधर घूमता रहता है। तब वह भीतरी मन में फिर भी, चाहे कोई भी इच्छा आपके मन में उत्पन्न हो, आप शांति से बैठे रहिए और देखिए कि किस प्रकार के विचार आ रहे हैं?

ध्येय पर अपना मन रखें, तेल की एक अटूट धारा के समान। एक सामान्य व्यक्ति का मन विभिन्न लक्ष्यों में बिखरा होता है; यहाँ तक कि ध्यान के समय में भी मन, प्रथम में, इधर-उधर घूमता रहता है। तब वह भीतरी मन में फिर भी, चाहे कोई भी इच्छा आपके मन में उत्पन्न हो, आप शांति से बैठे रहिए और देखिए कि किस प्रकार के विचार आ रहे हैं? इस प्रकार देखने से मन शांत हो जाता है और उसमें और कोई विचार की लहरें नहीं होतीं। ये लहरें मन की विचार क्रिया का प्रतिनिधित्व करती हैं। वे वस्तुएँ, जिनका आपने पहले गहराई से विचार किया है, उन्होंने अपने आपको अवचेतन लहरों में परिवर्तित कर दिया। अत: वे आपके ध्यान में बार-बार आते रहते हैं।

ध्यान के मध्य में इन लहरों अथवा विचारों के उठने का तात्पर्य है,

आपका मन एकाग्रता की ओर झुक रहा है। कभी तो मन विचारों के एक सेट पर केंद्रित होता है, इसे 'विकल्प के साथ ध्यान एवं दोलन' कहते हैं, परंतु जब मन हर कार्य से प्राय: मुक्त हो जाता है, तब वह भीतरी मन में पिघल जाता है। यही है अनंत ज्ञान, एकस और स्वयं अपना सहारा। इसे कहते हैं—निर्विकल्प समाधि, हर कार्य से मुक्ति। श्रीरामकृष्ण में हमने बार-बार इन दोनों समाधियों को देखा है। उन्हें उन अवस्थाओं को प्राप्त करने के लिए मेहनत नहीं करनी पड़ी। वे उन तक स्वत: उसी समय पहुँच गईं। यह एक अद्‌भुत घटना थी। उन्हें देखकर ही हम लोग सही तौर पर सबकुछ समझ सकते थे। {CW 7.253–54}

एकस और स्वयं अपना सहारा। इसे कहते हैं—निर्विकल्प समाधि, हर कार्य से मुक्ति। श्रीरामकृष्ण में हमने बार-बार इन दोनों समाधियों को देखा है। उन्हें उन अवस्थाओं को प्राप्त करने के लिए मेहनत नहीं करनी पड़ी। वे उन तक स्वत: उसी समय पहुँच गईं। यह एक अद्‌भुत घटना थी। उन्हें देखकर ही हम लोग सही तौर पर सबकुछ समझ सकते थे।

ध्यान एवं मनोभाव

अकेले, प्रत्येक दिन ध्यान कीजिए। प्रत्येक वस्तु स्वयं ही खुल जाएगी। ध्यान के समय मनोभावों को पूर्ण रूप से दबा दें। यह खतरे का महान् स्रोत हो सकता है। जो व्यक्ति अत्यधिक भावुक होते हैं, उनकी कुंडलिनी निस्संदेह तेजी से ऊपर दौड़ती है, परंतु उतनी तेजी से ही नीचे भी आ जाती है। और जब वह नीचे आ जाती है, वह श्रद्धालु को बरबादी की अवस्था में छोड़ देती है। यही कारण है कि कीर्तन एवं विभिन्न सहायक वस्तुएँ, जो मनोभाव का विकास करती हैं, उनका पीछे हटने का सबसे बड़ा कारण होता है। यह

सच है कि नाचने और कूदने इत्यादि से, क्षणिक आवेग के जरिए, उस शक्ति को ऊपर उठाया जाता है, परंतु यह अनंत है। वह कभी बनी नहीं रह सकती। इसके प्रतिकूल, जब वह अपना रास्ता वापस लेती है, वह मनुष्य में तीव्र लालसा जगा देती है, परंतु यह केवल इस कारण होता है, क्योंकि ध्यान एवं एकाग्रता का अभाव होता है।

शिष्य : श्रीमान्, मैंने किसी भी ग्रंथ में आध्यात्मिक प्रथा के गोपनीय रहस्यों के विषय में नहीं पढ़ा। आज मैंने कई नई चीजें सुनी हैं।

स्वामीजी : आप क्या सोचते हैं कि हमारे ग्रंथों में आध्यात्मिक प्रथा के सब गोपनीय रहस्य दिए गए हैं? इन सबको, गोपनीय बाइबिल में कोई भी सत्य नहीं है न ही एक का दूसरे पर कोई असर होता है। केवल श्रेष्ठता ही श्रेष्ठता का मूल्यांकन कर सकती है; ईश्वर ही ईश्वर को समझता है।

हम सब जीवित पुस्तकें हैं और पुस्तकें कुछ नहीं, केवल हमारे बोले हुए शब्द हैं। केवल ईश्वर ही सबकुछ है; जीवित ईसा मसीह— उन्हें इसी प्रकार से देखिए। मनुष्य को पढ़िए, वह एक जीवंत कविता है। हम भी वह रोशनी हैं, जो हर बाइबिल को, हर ईसा मसीह को और हर बुद्धा को रोशन करती है। इसके बिना यह सब हमारे लिए मृत होंगे, जीवंत नहीं। {CW 7.71,89}

योग के आठ अंग

इस योग को 'अष्टागुण योग' कहते हैं, क्योंकि यह आठ मुख्य भागों में विभाजित होता है। ये आठ भाग हैं—

1. **यम**—यही सबसे अधिक आवश्यक है और यही सारे जीवन को शासित करता है। इसके पाँच भाग होते हैं—

(अ) अपने विचार, शब्द एवं कर्म से किसी भी जीव को आघात नहीं देना।

(आ) विचार, शब्द एवं कर्म में अलोलुपता।

(इ) विचार, शब्द एवं कर्मा में पूर्ण शुद्धता।

(ई) विचार, शब्द एवं कर्म में पूर्ण सत्यता।

(उ) उपहार न लेना।

2. **नियम**—शरीर की देखभाल, प्रत्येक दिन स्नान करना, खाना इत्यादि।

3. **आसन**—सही मुद्रा। नितंभ, कंधे एवं सिर को सीधा रखना। (जिससे रीढ़ की हड्डी मुक्त हो जाती है।)

4. **प्राणायाम**—श्वास को नियंत्रित करना (जिससे प्राण अथवा प्राणधारा शक्ति के ऊपर नियंत्रण पा सकें)

5. **प्रत्याहार**—मन को भीतर की ओर घुमाना और उसे बाहरी ओर जाने से रोकना, मन के अंदर की वस्तुओं को घुमाना, जिससे कि आप उसे समझ सकें।

6. **धारणा**—एक विषय पर केंद्रीकरण।

7. **ध्यान**—चिंतन।

8. समाधि, ज्योति, हमारी सब कोशिशों की भिक्षा।

वह, जो राजयोग के रास्ते से ईश्वर तक आने की इच्छा रखता है, उसके लिए आवश्यक है कि वह मानसिक, शारीरिक, नैतिक एवं आध्यात्मिक तौर पर बलवान हो। हर कदम इस ओर ही लीजिए। {CW 8.41,44}

दहलीज पर

यह व्यक्तित्व को बाहर लाने का पाठ है। हर व्यक्तित्व को बढ़ाना

चाहिए। यह सब मध्य में मिलेंगे। 'कल्पना ही प्रेरणा का द्वार है और हर विचार का आधार।'

हर पैगंबर, कवि एवं अन्वेषक में गहरी कल्पना-शक्ति होती है। प्रकृति का स्पष्टीकरण हमारे अंदर है; पत्थर बाहर गिरता है, परंतु गुरुत्वाकर्षण तो हमारे भीतर है, बाहर नहीं।

वे मनुष्य जो अपने आपको ढूँढ़ लेते हैं, जो खुद को भूखा मारते हैं, जो बहुत अधिक सोते हैं, जो बहुत कम सोते हैं, वे योगी नहीं बन सकते। अज्ञानता, अस्थिरता, द्वेष, आलस और अत्यधिक लगाव योग की प्रथा सफलता के सबसे बड़े शत्रु हैं। इसकी तीन अपेक्षित वस्तुएँ हैं—

प्रथम—शुद्धता। शारीरिक एवं मानसिक, सब गंदगी, वे सब जो मन को नीचे की ओर ले जाती हों, उन सबका त्याग करना चाहिए।

दूसरा—धैर्य। प्रारंभ में आश्चर्यजनक अभिव्यक्तियाँ होंगी, परंतु वह सब बंद हो जाएँगी। यह सब कठिन समय होता है, परंतु डटे रहिए। अंत में लाभ निश्चित है, यदि आप में धीरज है तो।

तीसरा—दृढ़ता। सुख-दुःख, बीमारी-आरामी के बीच भी कभी भी अभ्यास एक दिन के लिए भी नहीं छोड़ें। {CW 8.38}

निश्शब्दता में ध्यान करें

स्वयं के बाहर ईश्वर को पाना असंभव है। हमारी स्वयं की आत्मा, हर उस ईश्वरीयता में योगदान देती है, जो हमारे बाहर है। हम ही सबसे महान् मंदिर हैं। विषयीकरण, जो हम अपने अंदर देखते हैं, उसकी केवल मात्र एक धुँधली नकल है।

मन की शक्तियों का केंद्रीकरण केवल मात्र एक ऐसा यंत्र है, जो हमें ईश्वर को देखने में सहायता देता है। यदि आप एक आत्मा को जानते (स्वयं आपकी) तो आप भूत, वर्तमान एवं आनेवाली हर आत्मा

को जानते हैं। इच्छा मन को केंद्रित करती है, कुछ विचार इस इच्छा को नियंत्रित एवं उत्तेजित करते हैं, जैसे कि तर्क, प्यार, भक्ति, श्वास। एकाग्र मन एक ऐसे दीये के समान होता है, जो हमें अपनी आत्मा का हर कोना दिखाता है।

सत्य कभी भी आंशिक नहीं हो सकता; वह प्रत्येक के लिए लाभकारी होता है। अंततः पूर्ण आराम एवं शांति में ही ध्यान करें; अपने मन को उस सर्वोच्चता पर केंद्रित करें और स्वयं को उसके साथ एक कर लें। तब किसी भी शब्द की आवश्यकता नहीं होगी; चुप्पी ही सत्य को ले जाएगी। अपनी ऊर्जा बोलने में मत खर्च करिए; चुपचाप ध्यान करें और बाहर के शोरगुल को अपने को अशांत न करने दें। जब आपका मन सर्वोच्च अवस्था में होता है, तब आप उससे अनभिज्ञ होते हैं। शक्ति से शक्ति को सँजोएँ और आध्यात्मिकता का डायनेमो बनें। {CW 7.59-61}

सत्य कभी भी आंशिक नहीं हो सकता; वह प्रत्येक के लिए लाभकारी होता है। अंततः पूर्ण आराम एवं शांति में ही ध्यान करें; अपने मन को उस सर्वोच्चता पर केंद्रित करें और स्वयं को उसके साथ एक कर लें। तब किसी भी शब्द की आवश्यकता नहीं होगी; चुप्पी ही सत्य को ले जाएगी।

वेदांत के अनुसार ध्यान

ईश्वर क्यों?

मुझसे कई बार यह प्रश्न किया गया है, "आप वह पुराना शब्द 'भगवान्' क्यों व्यवहार करते हो?" क्योंकि हमारे काम के लिए यह सबसे अच्छा शब्द है; आपको कोई इससे बेहतर शब्द नहीं मिलेगा, क्योंकि हर उम्मीद, हर अभिलाषा, मनुष्य की हर खुशी उस एक शब्द पर केंद्रित है। अब इस शब्द को बदलना असंभव है। इस प्रकार के शब्द

क्या आप यह कहना चाहते हैं कि क्योंकि कोई अविवेकी यह कहता है कि यह ठीक नहीं है, हमें इसे फेंक देना चाहिए? कोई और मनुष्य हो सकता है, आकर कहे, 'मेरी बात मानो' और कोई और आकर कहे, 'नहीं, मेरी बात मानो' तो फिर बेवकूफी के शब्दों का कोई अंत नहीं होगा। पुराने शब्द का ड्री प्रयोग कीजिए; सिर्फ यह कि उसे सही प्रकार से व्यवहार कीजिए; उसे अंधविश्वास से साफ रखिए और पूर्व तरह से समझ लीजिए कि इस महान्, पुराने शब्द का अर्थ क्या है?

सबसे पहले महान् साधू-संतों द्वारा व्यवहार किए गए थे, जिन्होंने इनका अर्थ एवं आशय समझा, परंतु जैसे-जैसे यह समाज में बहने लगे, अज्ञान लोगों ने इन शब्दों को उठाया और इसका निष्कर्ष यह हुआ की उनकी आत्मा एवं महानता खो गई। 'भगवान्' शब्द का प्रयोग अनंतकाल से किया जा रहा है, अतः उस हर वस्तु का जो महान् एवं पवित्र है एवं इस अंतरिक्षी ज्ञान का विचार इससे संबंधित है। क्या आप यह कहना चाहते हैं कि क्योंकि कोई अविवेकी यह कहता है कि यह ठीक नहीं है, हमें इसे फेंक देना चाहिए? कोई और मनुष्य हो सकता है, आकर कहे, 'मेरी बात मानो' और कोई और आकर कहे, 'नहीं, मेरी बात मानो' तो फिर बेवकूफी के शब्दों का कोई अंत नहीं होगा। पुराने शब्द का ही प्रयोग कीजिए; सिर्फ यह कि उसे सही प्रकार से व्यवहार कीजिए; उसे अंधविश्वास से साफ रखिए और पूरी तरह से समझ लीजिए कि इस महान्, पुराने शब्द का अर्थ क्या है? {CW 2.210}

ईश्वर की वेदांतिक भावना

वेदांत का ईश्वर कौन है? वह एक सिद्धांत है, व्यक्ति नहीं। आप

और मैं, हम सब व्यक्तिगत भगवान् हैं। ब्रह्मांड का पूर्ण भगवान्, ब्रह्मांड का रचयिता, परिरक्षक एवं ध्वंसक—एक अलौकिक सिद्धांत है। आप और मैं, बिल्ली, चूहा, शैतान एवं भूत—ये सब उसके व्यक्ति हैं—सब व्यक्तिगत भगवान् हैं। आप व्यक्तिगत भगवान् की उपासना करना चाहते हैं। यह स्वयं की ही उपासना है। यदि आप मेरी सलाह लें, तो आप कभी भी किसी गिरजाघर में नहीं जाएँगे। बाहर आइए, जाइए और धोकर आइए—बार-बार अपने आपको धोइए और तब तक धोते रहिए, जब तक आप सब अंधविश्वासों से मुक्त न हो जाएँ, जो सदियों से आपके साथ जुड़े हुए हैं।

मुझसे बहुत बार पूछा गया है, "आप इतना हँसते क्यों हैं और इतना मजाक क्यों करते हैं?" मैं कभी-कभी गंभीर हो जाता हूँ—जब मेरे पेट में दर्द होता है। परमात्मा तो आनंदमय है। वह ही, जो है, उसके पीछे की सच्चाई है। वह ही अच्छाई है, हर वस्तु की सच्चाई है। आप सब उसके अवतार हैं। यह अत्यधिक चमत्कारपूर्ण है। आप जितना उसके पास होते हैं, उतने ही कम आप रोने के अवसर पाते हैं। उनसे हम जितना दूर होते हैं, उतने ही लंबे चेहरे आते हैं। जितना ही हम उनके विषय में जान लेते हैं, उतनी ही हमारी निराशाएँ लुप्त हो जाती हैं। यही वह अनंत, अवैयक्तिक जीव है, जो सदा जीवित रहता है—बिना बदले, अनश्वर, निडर; और आप सब उसके अवतार हैं उसके मूर्तिरूप। ये हैं वेदांत के ईश्वर और उनका स्वर्ग चहुँओर है। {CW 8.133-34}

मुझसे बहुत बार पूछा गया है, "आप इतना हँसते क्यों हैं और इतना मजाक क्यों करते हैं?" मैं कभी-कभी गंभीर हो जाता हूँ—जब मेरे पेट में दर्द होता है। परमात्मा तो आनंदमय है। वह ही, जो है, उसके पीछे की सच्चाई है। वह ही अच्छाई है, हर वस्तु की सच्चाई है।

सिद्धि के लक्ष्यका एवं पद्धति

जिस प्रकार प्रत्येक विज्ञान की अपनी पद्धति होती है, उसी प्रकार प्रत्येक धर्म की भी। अपने धर्म के लक्ष्य को प्राप्त करने की पद्धति को 'योग' कहते हैं और जो विभिन्न प्रकार के योग हम सिखाते हैं, वे हैं—

1. **कर्म योग**—व्यक्ति जिस प्रकार अपनी ईश्वरीयता को, अपने कार्य एवं कर्तव्य के जरिए हासिल करता है।

2. **भक्ति योग**—ईश्वरत्व को भक्ति एवं निजस्व ईश्वर के प्यार से प्राप्त किया जानेवाला।

3. **राज योग**—ईश्वरत्व की मन के नियंत्रण के जरिए प्राप्ति।

4. **ज्ञान योग**—मनुष्य की ज्ञान के जरिए स्वयं के ईश्वरत्व की प्राप्ति। यह सब एक केंद्र—ईश्वर-तक जाने के अलग-अलग पथ हैं। { CW 5.292}

प्रकाश के लिए प्रार्थना

प्रकाश के लिए प्रार्थना कीजिए।

"मैं उस जीव की महिमा पर ध्यान करता हूँ, जिसने इस ब्रह्मांड का सृजन किया। वह कृपा करके मेरे मन को भी प्रदीप्त करें।" बैठो और इस पर 10-15 मिनट ध्यान दो।

अपने अनुभव को अपने गुरु के अलावा किसी और को न बताएँ। जितना कम हो सके, बोलें नहीं।

सद्गुणों पर अपने विचार रखें। जो हम सोचते हैं, हम वही बन जाते हैं। पवित्र ध्यान सब मानसिक अशुद्धताओं को जला देने में सहायक होता है। {CW 8.39}

सम्मोहन दूर करना

हर धर्म में ध्यान पर जोर दिया गया है। मन की ध्यानवाली अवस्था को योगियों ने मन की सर्वोच्च स्थिति माना है। जब मन बाहरी वस्तुओं का अध्ययन कर रहा होता है, वह उसरो घनिष्ठ संबंध स्थापित कर लेता है और स्वयं को खो देता है। एक पुराने भारतीय दार्शनिक की तुलना का व्यवहार करें, तो मनुष्य की आत्मा एक क्रिस्टल के समान है, परंतु वह जिस वस्तु के पास होता है, उसी का रंग ले लेता है, आत्मा जिस चीज का भी स्पर्श करती है, उसे उसी का रंग लेना पड़ता है। यही है कठिनाई। यही वह बंधन होता है। रंग इतना गहरा है कि क्रिस्टल स्वयं को भूल जाता है। यदि कोई लाल फूल पास में हो और क्रिस्टल उसका लाल रंग ले ले और स्वयं को भूल जाए, तो वह सोचेगा कि वह लाल है। हम लोगों ने शरीर का रंग ले लिया है और स्वयं क्या हैं, यह भूल गए हैं। जो भी कठिनाइयाँ आती हैं, वे उस एक मृत शरीर से आती हैं। हमारा सब भय, चिंताएँ, मुश्किलें, गलतियाँ, दुर्बलताएँ, दुष्टता—सब उस एक बड़ी चूक से आती हैं कि हम शरीर हैं।

यदि कोई लाल फूल पास में हो और क्रिस्टल उसका लाल रंग ले ले और स्वयं को भूल जाए, तो वह सोचेगा कि वह लाल है। हम लोगों ने शरीर का रंग ले लिया है और स्वयं क्या हैं, यह भूल गए हैं। जो भी कठिनाइयाँ आती हैं, वे उस एक मृत शरीर से आती हैं। हमारा सब भय, चिंताएँ, मुश्किलें, गलतियाँ, दुर्बलताएँ, दुष्टता—सब उस एक बड़ी चूक से आती हैं कि हम शरीर हैं।

ध्यान की प्रथा का पीछा किया जाता है। क्रिस्टल जानता है कि वह

यदि भगवान् किसी भी मनुष्य के पास आएगा, तो वह मेरे पास ही आएगा। मैं सीधे-सीधे भगवान् के पास जाऊँगा; उन्हें मुझसे बात करने दो। मैं विश्वास को आधार नहीं मान सकता; यह नास्तिक्तेवाम ईश-निंदा है। यदि ईश्वर ने किसी मनुष्य के साथ अरेबिया के रेगिस्तान में दो हजार वर्ष पहले बात की थी, तो वह मुझसे भी आज बात कर सकते हैं, अन्यथा मैं कैसे जानूँगा कि उनका देहांत नहीं हो गया?

क्या है? इस कारण वह अपना स्वयं का रंग ले लेता है। ध्यान ही है, जो हमें सच्चाई के पास तक लाता है और कुछ नहीं।''' {CW 4.227}

बीन पाने की आशा में न रुकें एवं श्रेणी से विश्राम करें; आप अभी ही बीज लेकर प्रारंभ क्यों न करें? स्वर्ग के लिए क्यों रुकें? यहाँ पर ही स्वर्ग बनाएँ। हम कैसे समझ सकते हैं कि मोसेस ने परमात्मा को देखा था, जब तक कि हम खुद भी उसे न देख लें? यदि भगवान् किसी भी मनुष्य के पास आएगा, तो वह मेरे पास ही आएगा। मैं सीधे-सीधे भगवान् के पास जाऊँगा; उन्हें मुझसे बात करने दो। मैं विश्वास को आधार नहीं मान सकता; यह नास्तिक्तेवाम ईश-निंदा है। यदि ईश्वर ने किसी मनुष्य के साथ अरेबिया के रेगिस्तान में दो हजार वर्ष पहले बात की थी, तो वह मुझसे भी आज बात कर सकते हैं, अन्यथा मैं कैसे जानूँगा कि उनका देहांत नहीं हो गया? जिस भी प्रकार हो सके, ईश्वर तक आइए, बस सिर्फ आ जाइए, परंतु आते समय किसी को नीचे धक्का देकर आएँ। {CW 7.93-97}

एक भारतीय लोरी

एक समय एक हिंदू नारी थी, जो इच्छा रखती थी कि उसके सारे बच्चे इस जन्म में ही मुक्ति पा लें। इसलिए वह उनका संपूर्ण ध्यान रखती थी और जब वह उन्हें सुलाती थी, वह सदैव एक ही गाना गाती थी—'तात तवं असी', 'तात तवं असी'। (तुम वह हो; तुम वह हो)

उनमें से तीन संन्यासी बन गए, परंतु चौथे को कहीं और ले जाया गया, जिससे वह राजा बन सके। जब वह घर छोड़कर जा रहा था, तब उसकी माँ ने उसे एक कागज का टुकड़ा दिया, जो उसे बड़े होकर पढ़ना था। जब वह बड़ा हुआ, तो उसने देखा कि उस कागज पर लिखा हुआ था कि "ईश्वर ही सत्य है। बाकी सब मिथ्या है। आत्मा न कभी मरती है, न मारी जा सकती है। या तो अकेले रहो या पवित्र लोगों के साथ।" जब उस जवान राजकुमार ने यह पढ़ा तो उसने भी संसार त्याग दिया और एक संन्यासी बन गया। {CW 7.89–90}

> ***"ईश्वर ही सत्य है। बाकी सब मिथ्या है। आत्मा न कभी मरती है, न मारी जा सकती है। या तो अकेले रहो या पवित्र लोगों के साथ।"***

दो पक्षियों की एक कथा

इस कथा में वेदांत का संपूर्ण दर्शन है—सुनहरे पंखोंवाले दो पक्षी एक ही वृक्ष पैर बैठे थे। ऊपरवाला शांत, तेजस्वी और अपनी ही महिमा में डूबा हुआ; जो नीचे था, वह चंचल, पेड़ के फल खाता—कभी मीठा, कभी कड़वा। एक बार उसने एक अत्यधिक कड़वा फल खा लिया। फिर उसने रुककर ऊपर बैठे शाही पक्षी को देखा; परंतु वह जल्द ही दूसरे पक्षी के विषय में भूल गया और पहले की तरह पेड़ के फलों को खाने लगा। उसने एक बार फिर एक कड़वा फल खा लिया, परंतु इस

बार वह कूदकर ऊपर बैठे पक्षी के पासवाली टहनी पर जा बैठा। यह कई बार हुआ। जब वह नीचे बैठी चिड़िया ऊपर बैठी चिड़िया के स्थान तक नहीं पहुँची और फिर खो गई। अकस्मात् उसने पाया कि वह कभी भी दो चिड़ियाँ थी ही नहीं, बल्कि वह स्वयं ही पूरे समय ऊपरवाली शांत, तेजस्वी और अपनी ही गरिमा में डूबी चिड़िया थी। {CW 7.80}

कृतज्ञ बनिए

उसके कृतज्ञ बनो, जो तुम्हें श्राप देता हो, क्योंकि वह तुम्हें एक आईना देता है, यह देखने के लिए कि अभिशाप क्या होता है? साथ ही आत्म-संयम कार्यान्वित करने का अवसर; अत: उसे आशीर्वाद दीजिए और खुश रहिए। बिना व्यायाम के शक्ति बाहर नहीं निकल सकती; आईने के बिना हम स्वयं को नहीं देख सकते।

उसके कृतज्ञ बनो, जो तुम्हें श्राप देता हो, क्योंकि वह तुम्हें एक आईना देता है, यह देखने के लिए कि अभिशाप क्या होता है? साथ ही आत्म-संयम कार्यान्वित करने का अवसर; अत: उसे आशीर्वाद दीजिए और खुश रहिए। बिना व्यायाम के शक्ति बाहर नहीं निकल सकती; आईने के बिना हम स्वयं को नहीं देख सकते।

फरिश्ते कभी भी अन्यायपूर्ण कार्य नहीं करते, अत: उन्हें कभी भी दंड नहीं मिलता, न कभी वह बाख सकते हैं। आघात ही हमें जगाता है और स्वप्न को तोड़ने में सहायक होता है। यह हमें इस दुनिया की अपर्याप्तता दरशाते हैं और हमारे अंदर भाग जाने की इच्छा जगाते हैं; मोक्ष प्राप्त करने के लिए··· {CW 7.69,79}

एकांत से समाज की ओर

स्वामीजी : शंकर ने अपनी अद्वैत की दार्शनिकता को पहाड़ियों एवं जंगलों में छोड़ दिया, जबकि मैं उसे उन स्थानों से बाहर निकालने आया हूँ। मैं उसे प्रत्येक दिन कार्य करनेवाले समाज एवं दुनिया के आगे बिखेरने, घोषणा करने आया हूँ। अद्वैत की सिंह-गर्जना हर झोंपड़ी और घर, हर खेत और हरियाली में, हर पहाड़ और समतल में गूँजनी चाहिए। आप सब मेरी सहायता करने आओ और काम में लग जाओ।

यह केवल सम्मोहन की एक अवस्था है, जिस प्रकार मद के अधीन होता है। केवल इस प्रकार रहने से क्या लाभ? अद्वैतवाद की सिद्धि से प्रेरित होकर आपको कभी-कभी पागलों की तरह नाचना चाहिए और कभी-कभी बाहरी इंद्रियों में खो जाना चाहिए।

शिष्य : श्रीमान्, मुझे यह अच्छा लगा कि मैं उस स्थिति पर जब पहुँचूँ, तब ध्यान के मार्ग से, न कि उसे कार्य में व्यक्त करके।

स्वामीजी : यह केवल सम्मोहन की एक अवस्था है, जिस प्रकार मद के अधीन होता है। केवल इस प्रकार रहने से क्या लाभ? अद्वैतवाद की सिद्धि से प्रेरित होकर आपको कभी-कभी पागलों की तरह नाचना चाहिए और कभी-कभी बाहरी इंद्रियों में खो जाना चाहिए। क्या कोई भी व्यक्ति अकेले ही किसी वस्तु का पान

करके खुश हो सकता है? व्यक्ति को चाहिए कि वह दूसरों के साथ उसे बाँटे। मान लिया कि आपको निजी स्वतंत्रता मिल जाएगी, अद्वैत की सिद्धि के जरिए, परंतु इसका दुनिया के साथ क्या लेना-देना? आपको चाहिए कि आप यह शरीर छोड़ने के पहले इस पूरे विश्व को स्वतंत्र करें। केवल तब ही आप शाश्वत सत्य में स्थापित होंगे। क्या उस परमानंद का कोई जोड़दार है, मेरे पुत्र? {CW 7.162-63}

ज्ञाता को कौन जान सकता है?

शिष्य : यदि मैं ब्राह्मण हूँ, तो यह ज्ञान मुझे सब समय क्यों नहीं होता?

स्वामीजी : सचेत अवस्था में यह ज्ञान प्राप्त करने के लिए कुछ सावधानी की आवश्यकता है। हमारा मन जो हमारे भीतर है, वह उपकरण है, परंतु यह एक बुद्धिहीन तत्त्व है। यह केवल आत्मन की रोशनी के जरिए ही बुद्धिमान प्रतीत होता है। अतः यह तो निश्चित है कि आप आत्मन को नहीं जान सकेंगे, जो कि बुद्धिमत्ता का सार है। आपको मन के आगे जाना होगा। असल तथ्य यह है कि सचेत अवस्था के आगे भी एक स्थिति है, जहाँ पर ज्ञाता, ज्ञान एवं ज्ञान के उपकरण का कोई द्विविध नहीं है। जब मन विलीन हो जाता है, वह अवस्था 'अनुभव' कही जाती है, क्योंकि उस अवस्था को समझाने के लिए कोई और शब्द नहीं है। भाषा उस अवस्था को नहीं दरशा सकती। {CW 7.141-42}

इसके बाहर क्या है ?

क्रिया विकास की प्रक्रियाएँ, उच्च से भी उच्च संयोजन आत्मा में नहीं होता, वह तो पहले से ही वैसा है। वह प्रकृति में है, परंतु जिस प्रकार प्रकृति आगे विकसित होती जाती है, उच्च से भी ऊँचे संयोजन में, उसी प्रकार आत्मा का प्रताप स्वयं को अधिक-से-अधिक व्यक्त करती है। मान लीजिए, आगे एक परदा है और उस परदे के पीछे एक अपूर्व दृश्य है। परदे में एक छोटा सा छेद है, जिससे हम पीछे के दृश्य की एक झलक पा सकते हैं। अब मान लीजिए, वह छेद और बड़ा हो जाता है। जैसे-जैसे छेद बड़ा होता जाता है, वैसे-वैसे अधिक दृश्य हमें देखने को मिलता है; और जब पूरा परदा हट जाता है और आपके और दृश्य के बीच में कुछ नहीं रहता, तो आप पूरा दृश्य देख सकते हैं। मनुष्य का मन वह परदा है। उसके उस पार है वह तेजस्विता, वह शुद्धता, आत्मा की वह असीम शक्ति और जैसे-जैसे मन साफ होता रहता है, शुद्ध होता रहता है, आत्मा का प्रताप उतना ही व्यक्त होता है। यह नहीं कि आत्मा बदलती रहती है, परंतु परदे में होती है। आत्मा नहीं बदलती। वह शाश्वत है, शुद्ध है और सदैव अनुमंत्रित है। {CW 6.24}

क्रिया विकास की प्रक्रियाएँ, उच्च से भी उच्च संयोजन आत्मा में नहीं होता, वह तो पहले से ही वैसा है। वह प्रकृति में है, परंतु जिस प्रकार प्रकृति आगे विकसित होती जाती है, उच्च से भी ऊँचे संयोजन में, उसी प्रकार आत्मा का प्रताप स्वयं को अधिक-से-अधिक व्यक्त करती है।

साक्षी बनिए

जब तानाशाही हाथ आपकी गरदन पर होता है, तब कहिए, "मैं

साक्षी हूँ! मैं साक्षी हूँ!" कहिए, "मैं आत्मा हूँ। कोई भी बाहरी वस्तु मुझे नहीं छू सकती।" जब दुष्ट विचार उठते हैं, इसे पुन: बोलिए, उसके सिर पर वह घन हथौड़ा प्रहार कीजिए, "मैं वह आत्मा हूँ! मैं ही साक्षी हूँ, सदा अनुमंत्रित! मेरे पास करने का कोई कारण नहीं है, भुगतने का कोई कारण नहीं है, मैं सबकुछ समाप्त कर चुका हूँ, मैं साक्षी हूँ। मैं अपनी चित्रशाला में हूँ—यह विश्व मेरा संग्रहालय है, मैं इन क्रमिक चित्रों को देख रहा हूँ। ये सब सुंदर हैं; चाहे अच्छी है अथवा दुष्ट, मैं केवल आश्चर्यजनक निपुणता देखता हूँ, परंतु यह सब एक है। एक महान् चित्रकार की अनगिनत लपटें!" {CW 5.254}

क्या हम ईश्वर चाहते हैं?

"मैं वह आत्मा हूँ! मैं ही साक्षी हूँ, सदा अनुमंत्रित! मेरे पास करने का कोई कारण नहीं है, भुगतने का कोई कारण नहीं है, मैं सबकुछ समाप्त कर चुका हूँ, मैं साक्षी हूँ। मैं अपनी चित्रशाला में हूँ—यह विश्व मेरा संग्रहालय है, मैं इन क्रमिक चित्रों को देख रहा हूँ।

चलिए, हम प्रतिदिन अपने आप से पूछते हैं, "क्या हमें ईश्वर चाहिए?" जब हम धर्म के विषय में बोलने लगते हैं, खासतौर से जब हम एक उच्च स्थान ले लेते हैं और दूसरों को शिक्षा देने लगते हैं, हमें स्वयं से यह प्रश्न पूछना चाहिए। मुझे कई बार ऐसा लगता है कि मुझे ईश्वर नहीं चाहिए। मुझे अन्न की अधिक आवश्यकता है। हो सकता है, रोटी न मिलने पर मैं पागल हो जाऊँ। कई महिलाएँ पागल हो जाएँगी, यदि उन्हें एक हीरे की पिन न मिले, परंतु उनमें ईश्वर के लिए ऐसी इच्छा नहीं है। वे नहीं जानतीं कि यही एक सत्य है दुनिया में। हमारी भाषा में एक कहावत है—यदि

मैं शिकारी बनना चाहता हूँ तो मैं गैंड़े का शिकार करूँगा; यदि मैं एक लुटेरा बनना चाहता हूँ तो मैं राजा का खजाना लूटूँगा। भिखारियों को क्या लूटना या चींटियों का शिकार करने का क्या लाभ? अतः यदि आप प्यार करना चाहते हैं तो ईश्वर से करिए। {CW 4.20}

आत्मा और उसका बंधन

हम वह अनंत जीव हैं। इस दुनिया के और इन छोटे जीवों, पुरुष एवं महिला के रूप में मूर्त रूप ले लिया है। यह निर्भर करता है, एक मनुष्य के मीठे शब्दों पर या फिर गुस्से में कहे गए किसी अन्य व्यक्ति के शब्दों में…इत्यादि। कितनी खराब अधीनता है, कितनी डरावनी दासता! यदि आप मेरे च्यूँटी काटें तो मुझे दर्द महसूस होगा। यदि कोई मुझसे दो मीठे बोल बोल देता है, तो मुझे खुशी होती है। मेरी अवस्था देखिए—मैं शरीर का दास हूँ, मन का दास हूँ, दुनिया का दास हूँ, अच्छे शब्दों का दास हूँ, बुरे शब्दों का दास हूँ, मनोभाव का दास हूँ, खुशी का दास हूँ, जीवन का दास हूँ, मृत्यु का दास हूँ, हरेक चीज का दास हूँ! इस दासता को तोड़ना होगा। हर समय सोचिए, "मैं ब्राह्मण हूँ!"

मैं शरीर का दास हूँ, मन का दास हूँ, दुनिया का दास हूँ, अच्छे शब्दों का दास हूँ, बुरे शब्दों का दास हूँ, मनोभाव का दास हूँ, खुशी का दास हूँ, जीवन का दास हूँ, मृत्यु का दास हूँ, हरेक चीज का दास हूँ! इस दासता को तोड़ना होगा। हर समय सोचिए, "मैं ब्राह्मण हूँ!"

तो ज्ञानी का ध्यान क्या होता है? वह मन तथा शरीर के प्रत्येक विचार से ऊपर उठना चाहता है, वह इस विचार से दूर भाग जाना चाहता है कि वह एक शरीर है। शरीर को अच्छा क्यों करें? जिसमें कि आप इस भ्रम से आनंद ले सकें? दासता को चलते रहने के लिए? उसे जाने

दीजिए मैं शरीर नहीं हूँ। यह है ज्ञानी का रास्ता। भक्त कहता है, "ईश्वर ने मुझे शरीर दिया है, जिसमें कि मैं सावधानी से इस भव सागर को पार कर सकूँ और मुझे उसे तब तक सँजोए रखना है, जब तक मेरी यात्रा पूरी नहीं होती।" योगी कहता है, "मुझे अपने शरीर के विषय में सावधान होना चाहिए, जिसमें कि मैं धीरे-धीरे जाकर अंततः मोक्ष को प्राप्त कर सकूँ।" {CW 3.25. 27.28}

यह सब आमोद में है

यह सब एक खेल है। खेलो, सर्वशक्तिमान ईश्वर भी खेलते हैं। आप वही सर्वशक्तिमान भगवान् हैं, जो खेल रहे हैं। यदि आप एक तरफ होकर खेलना चाहते हैं और एक भिखारी की भूमिका करना चाहते हैं, तो आपका कोई दोष नहीं है, क्योंकि किसी और ने आपके लिए यह चुनाव किया। आपको स्वयं अच्छा लगता है भिखारी बनना। आप अपनी असली प्रकृति जानते हैं।

यह सब एक खेल है। खेलो, सर्वशक्तिमान ईश्वर भी खेलते हैं। आप वही सर्वशक्तिमान भगवान् हैं, जो खेल रहे हैं। यदि आप एक तरफ होकर खेलना चाहते हैं और एक भिखारी की भूमिका करना चाहते हैं, तो आपका कोई दोष नहीं है, क्योंकि किसी और ने आपके लिए यह चुनाव किया। आपको स्वयं अच्छा लगता है भिखारी बनना। आप अपनी असली प्रकृति जानते हैं। [ईश्वरीय बनना] आप राजा हैं और नाटक में आप एक भिखारी हैं···यह सब मजाक है। इसे जान लो और फिर खेलो। केवल यही एक बात है। फिर इसको निभाओ। पूरी दुनिया एक विरत नाटक है। सबकुछ अच्छा है, क्योंकि सब आनंदमय है।

जब मैं छोटा था तो मुझे किसी ने बताया था कि ईश्वर सबकुछ देखता है। मैं जब सोने गया तो मैंने ऊपर देखा और सोचा, उम्मीद की कि कमरे की छत खुल जाएगी, परंतु कुछ नहीं हुआ। हमें कोई नहीं देख रहा है, सिवाय हमारे। कोई ईश्वर नहीं हमारे खुद के अलावा।

जब मैं छोटा था तो मुझे किसी ने बताया था कि ईश्वर सबकुछ देखता है। मैं जब सोने गया तो मैंने ऊपर देखा और सोचा, उम्मीद की कि कमरे की छत खुल जाएगी, परंतु कुछ नहीं हुआ। हमें कोई नहीं देख रहा है, सिवाय हमारे। कोई ईश्वर नहीं हमारे खुद के अलावा।

दुःखी मत होइए! पछतावा भी नहीं कीजिए! जो हो गया, सो हो गया। यदि आप स्वयं को जलाते हैं, तो उसके परिणाम को भी लीजिए।

समझदार बनिए। हम सब गलती करते हैं, तो क्या? यह सब मजाक में होता है। लोग अपने भूतकाल के पाप के विषय में इतने पागल हो जाते हैं, रोते रहते हैं और आहें भरते रहते हैं···इत्यादि। पछताइए मत! काम करने के बाद उसके विषय में मत सोचिए। आगे बढ़िए! रुकिए मत! पीछे मुड़कर मत देखिए! आप पीछे देखकर क्या पाएँगे?

जो यह जानता है कि वह स्वतंत्र है, वह सच में स्वतंत्र है; जो यह जानता है कि वह बंधन में है, वह सच में बंधन में है। जीवन का अंत एवं ध्येय क्या है? कुछ नहीं, क्योंकि मैं (जान लीजिए कि मैं असीम हूँ) यदि आप लोग भिखारी हैं, तो आपको भिक्षा मिल सकती है। मेरे पास न कोई भिक्षा है, न इच्छाएँ, न ही उद्देश्य। मैं आपके देश में आता हूँ, भाषण देता हूँ—केवल आनंद के लिए। {CW 2.470–471}

जीवन का भजन

आनंद में रोग का भय है, ऊँचे कुल में जन्म में जाति खोने का भय;

धन–दौलत में तानाशाह का भय, प्रतिष्ठा में उसे खो देने का भय;
शक्ति में शत्रु का भय, सौंदर्य में अन्य लिंग का भय;
ज्ञान में पराजय का भय, सद्गुण में कलंक का भय;
शरीर में मृत्यु का भय।

इस जीवन में केवल भय से सबकुछ घिरा है। केवल परित्याग ही निर्भीक है।

[इन सर्च ऑफ गॉड एंड अदर पॉयम्स, पृ. 81]

विगत को विगत ही रहने दो

यदि मैं आपको सिखाता हूँ कि आपका स्वभाव दुष्ट है, कि आपको घर जाना चाहिए और टाट पर राख लगाकर, बैठकर पूरा जीवन रोते रहना चाहिए, क्योंकि आपने कुछ गलत कदम लिए, तो उससे आपको कोई लाभ नहीं होगा; परंतु वह आपको और अधिक दुर्बल बना देगा और मैं आपको अच्छे से ज्यादा और बुरा रास्ता दिखा रहा होऊँगा। यदि यह कमरा हजार वर्षों से अंधकारमय है और आप अंदर आकर रोने–बिलखने लगते हैं, "है यह अंधकार!" तो क्या अँधेरा खो जाएगा? एक माचिस की तीली जलाइए; एक क्षण में ही रोशनी आ जाएगी। आपका क्या अच्छा होगा, यदि आप पूरे जीवन में यही सोचते रहे, "ओह, मैंने तो

यदि मैं आपको सिखाता हूँ कि आपका स्वभाव दुष्ट है, कि आपको घर जाना चाहिए और टाट पर राख लगाकर, बैठकर पूरा जीवन रोते रहना चाहिए, क्योंकि आपने कुछ गलत कदम लिए, तो उससे आपको कोई लाभ नहीं होगा; परंतु वह आपको और अधिक दुर्बल बना देगा और मैं आपको अच्छे से ज्यादा और बुरा रास्ता दिखा रहा होऊँगा।

कुकर्म किया है, मैंने कई गलतियाँ की हैं।" किसी भूत-प्रेत को हमें यह बताने की जरूरत नहीं है। रोशनी ले आइए, तो एक ही क्षण में बुराई दूर हट जाती है। अपने स्वभाव को ऊँचा उठाइए और अपने असली स्वभाव को सुस्पष्ट कीजिए, जो उज्ज्वल है, देदीप्यमान है, सदैव शुद्ध है और जिसे भी आप देखें, उसमें उसे बढ़ा दें। {CW 2.337}

जीवंत ईश्वर आपके खुद के भीतर है

जीवंत ईश्वर आपके भीतर है, फिर भी आप गिरजाघर और मंदिर बना रहे हैं तथा हर प्रकार की काल्पनिक बकवास पर विश्वास कर रहे हैं। जिस एक भगवान् की उपासना करनी चाहिए, वह है—मानव शरीर में मानव की आत्मा। मैं मानता हूँ कि हर पशु भी एक मंदिर है, परंतु मनुष्य सबसे ऊँचा है, मंदिरों में ताजमहल! यदि मैं उसमें पूजा नहीं कर सकता, तो कोई और मंदिर लाभदायक नहीं होगा। जिस क्षण मैंने यह स्वीकार कर लिया कि भगवान् हर मानव शरीर रूपी मंदिर में विराजमान है, जिस क्षण मैं श्रद्धा से हर मानव के समक्ष खड़ा हो जाता हूँ और उसके अंदर ईश्वर को देखता हूँ—उसी क्षण मैं हर बंधन से मुक्त हो जाता हूँ, हर वह चीज जो मुझे बाँधे रखती है, लुप्त हो जाती है और मैं स्वाधीन हो जाता हूँ। {CW 2.321}

जीवंत ईश्वर आपके भीतर है, फिर भी आप गिरजाघर और मंदिर बना रहे हैं तथा हर प्रकार की काल्पनिक बकवास पर विश्वास कर रहे हैं। जिस एक भगवान् की उपासना करनी चाहिए, वह है—मानव शरीर में मानव की आत्मा। मैं मानता हूँ कि हर पशु भी एक मंदिर है, परंतु मनुष्य सबसे ऊँचा है, मंदिरों में ताजमहल!

ईश्वर आपके ही हैं

क्या आप दूसरों के विषय में सोचते हैं? यदि हाँ, तो आप एकत्व में बढ़ रहे हैं। यदि आप दूसरों के विषय में नहीं सोचते, तो चाहे आप पृथ्वी के सबसे बुद्धिमान व्यक्ति क्यों न हों, आप केवल एक बुद्धिमान हैं और कुछ नहीं, और आप यही बने रहेंगे। यदि आप अनुभव करते हैं, तो चाहे आप कोई पुस्तक न पढ़ सकें अन्यथा आप कोई भाषा न जानते हों, फिर भी आप सही रास्ते पर हो। ईश्वर आपका है।

क्या आप पृथ्वी के इतिहास से यह नहीं जानते कि पैगंबरों के पास शक्ति कहाँ से आती थी? कहाँ थी वह? उनकी बुद्धि में? क्या उनमें से किसी ने भी दार्शनिकता पर कोई अच्छी पुस्तक लिखी थी अथवा तर्कशास्त्र के सबसे जटिल निर्गम तर्क पर? एक ने भी नहीं।

क्या आप पृथ्वी के इतिहास से यह नहीं जानते कि पैगंबरों के पास शक्ति कहाँ से आती थी? कहाँ थी वह? उनकी बुद्धि में? क्या उनमें से किसी ने भी दार्शनिकता पर कोई अच्छी पुस्तक लिखी थी अथवा तर्कशास्त्र के सबसे जटिल निर्गम तर्क पर? एक ने भी नहीं। उन्होंने कुछेक शब्द ही कहे। ईसा मसीह जैसा अनुभव करो और तुम ईसा मसीह जैसे हो जाओगे; बुद्ध जैसे अनुभव करो और तुम बुद्ध बन जाओगे। अनुभव ही जीवन है, शक्ति है, वह ओजस्विता है, जिसके बिना किसी भी मात्रा की बौद्धिक क्रिया ईश्वर तक नहीं पहुँच सकती। हृदय से ही ईश्वर के दर्शन हो सकते हैं, बुद्धि के द्वारा नहीं। {CW 2.306–307}

कोई नहीं है, जिस को दोष दे सकें

अपनी त्रुटियों के लिए किसी और को दोष न दें। अपने स्वयं

के पैरों पर खड़े हो जाइए और अपने ऊपर संपूर्ण जिम्मेदारी लीजिए। कहिए, "यह कष्ट, जो मैं सहन कर रहा हूँ, यह मेरा ही करा-धरा है और यही बात उसे ठीक भी सिद्ध करती है। सुलझाना भी मुझे ही पड़ेगा। जिसका मैंने सृजन किया है, मैं ही खंडित कर सकता हूँ; वह जो किसी और द्वारा गढ़ा गया है, उसे मैं किसी भी तरह से नष्ट नहीं कर सकता।" अतः खड़े हो जाओ, निर्भीक बनो, शक्तिशाली बनो। संपूर्ण दायित्व अपने कंधों पर लो और यह जान लो कि अपने भाग्य के रचयिता तुम स्वयं हो। जिस भी शक्ति एवं सहायता को आप चाहते हैं, वह आपके भीतर ही है। अतः अपना भविष्य स्वयं बनाएँ। "मृत भूत को भूल जाओ।" (बीती ताहि बिसारी दे।) अनंत भविष्य आपके सामने है। आपको सदैव याद रखना चाहिए कि हर शब्द, हर विचार, हर कर्म आपके लिए एक भंडार बना देता है और यह कि गंदे विचार और कुकर्म बाघ की भाँति आप पर कूदने को तत्पर हैं। इसी प्रकार प्रेरणात्मक आशा है कि अच्छे विचार और अच्छे कर्म हजारों परियों की शक्ति के साथ सदैव आपकी सुरक्षा के लिए तैयार खड़े हैं। {CW 2.225}

अनंत भविष्य आपके सामने है। आपको सदैव याद रखना चाहिए कि हर शब्द, हर विचार, हर कर्म आपके लिए एक भंडार बना देता है और यह कि गंदे विचार और कुकर्म बाघ की भाँति आप पर कूदने को तत्पर हैं। इसी प्रकार प्रेरणात्मक आशा है कि अच्छे विचार और अच्छे कर्म हजारों परियों की शक्ति के साथ सदैव आपकी सुरक्षा के लिए तैयार खड़े हैं।

दुनिया न अच्छी है, न बुरी

यदि दुनिया में एक लाख भाग के पुरुष एवं महिलाएँ केवल एक

स्थान पर बैठकर कुछ क्षण यह कहने में बिताएँ कि "आप सब ईश्वर हैं, ओ मनुष्य! ओ जीव! ओ सब प्राणी! आप सब एक जीवंत भगवान् के प्रतिरूप हैं!" तो संपूर्ण दुनिया आधे घंटे के भीतर बदल जाएगी। हर कोने में नफरत के बड़े-बड़े बम न छोड़कर, द्वेष एवं बुरे विचारों की लहरें प्रक्षिप्त करने के बजाय हर देश में हर मनुष्य यह सोचना शुरू करे कि ईश्वर वह सब ही है, जो आप देखते हैं अथवा अनुभव करते हैं। आप बुरा कैसे देख सकते हैं, जब तक आपके स्वयं के अंदर बुरा न हो? आप एक चोर को कैसे देख सकेंगे, जब तक कि वह वहाँ न हो, आपके हृदय के मध्य में न बैठा हो? आप एक खूनी को कैसे देख सकेंगे, जब तक आप स्वयं खूनी न हों? अच्छा बनिए; बुराई खुद-ब-खुद खो जाएगी। इस प्रकार, संपूर्ण पृथ्वी बदल जाएगी। एक और चीज है, जो आपको सीखनी है। हम सारे विषयपरक पर्यावरण को किसी भी हाल में जीत नहीं सकते। जल में एक छोटी सी मछली अपने शत्रुओं से उड़कर बचना चाहती है। वह ऐसा कैसे कर सकती है? पंख लगाकर, एक पक्षी बनकर। मछली ने हवा और पानी को नहीं बदला; बदलाव उसमें खुद में था। बदलत्व हमेशा आत्मपरक होता है। पूर्ण विकास में आप

जल में एक छोटी सी मछली अपने शत्रुओं से उड़कर बचना चाहती है। वह ऐसा कैसे कर सकती है? पंख लगाकर, एक पक्षी बनकर। मछली ने हवा और पानी को नहीं बदला; बदलाव उसमें खुद में था। बदलत्व हमेशा आत्मपरक होता है। पूर्ण विकास में आप देखेंगे कि प्रकृति पर विजय आत्मपरक में बदलाव से ही आती है। इसी प्रकार अद्वैत प्रणाली को अपनी पूर्ण शक्ति मिलती है, मनुष्य के आत्मपरक पहलू से। बुरे एवं कष्ट के विषय में बात करना बकवास है, क्योंकि वे बाहर नहीं होते।

देखेंगे कि प्रकृति पर विजय आत्मपरक में बदलाव से ही आती है। इसी प्रकार अद्वैत प्रणाली को अपनी पूर्ण शक्ति मिलती है, मनुष्य के आत्मपरक पहलू से। बुरे एवं कष्ट के विषय में बात करना बकवास है, क्योंकि वे बाहर नहीं होते।

मैं निर्भीक होकर कह सकता हूँ कि केवल अद्वैत ही ऐसा धर्म है, जो आधुनिक खोज के न केवल साथ चलता है, वरन् उससे और आगे जाता है—न केवल भौतिक, वरन् आचार के अनुसार भी और यही कारण है कि वह आधुनिक वैज्ञानिकों को इतना पसंद आता है। {CW 2.287,137–38}

एक रूपकथा

अपने आपको एक सवार के रूप में देखिए, इस शरीर को रथ, बुद्धि को सारथी, मन को लगाम और इंद्रियों को घोड़े। वे जिनके घोड़े नियंत्रित हैं, जिनकी लगाम मजबूत है और सारथी (बुद्धि) के हाथ में सही है, लक्ष्य को (जो सर्वव्यापी ईश्वर) प्राप्त कर लेते हैं, परंतु वह व्यक्ति जिसके घोड़े (इंद्रियाँ) उसके वश में नहीं हैं, न ही लगाम (मन) सही प्रबंधन में है, बरबादी की ओर जाता है। {CW 2.169}

नैतिकता और धर्म

धर्म तब आता है, जब हमारी आत्मा के अंदर सही अनुभूति आ जाती है। वह होगा धर्म का सूर्योदय; और तब ही हम नैतिक होंगे। अभी हम पशुओं से कुछ अधिक नैतिक नहीं हैं। हम केवल समाज के कोड़ों के कारण ही नीचे दबे हैं। आज यदि समाज कह दे, 'अगर तुम चोरी करोगे तो मैं तुम्हें दंड नहीं दूँगा', तो हम सब एक-दूसरे की संपत्ति की ओर भागेंगे। ये तो पुलिसवाले हैं, जो हमें नैतिक बना देते हैं। सामाजिक

राय ही हमें नैतिक बनाती है और सही मायनों में हम जानवरों से कुछ ही बेहतर हैं। हम अपने दिल की गहराइयों में समझते हैं कि यह कितना सत्य है? अत: हमें चाहिए कि हम ढोंग न करें।

बचपन से ही मैंने हर स्थान, हर वस्तु में ईश्वर को देखने की बात सुनी है और तब ही मैं इस दुनिया का आनंद ले सकता हूँ; परंतु जैसे ही मैं दुनिया में मिल जाता हूँ और उससे कुछ था कि हर व्यक्ति, हर चीज में ईश्वर को देखें।

वेदांत का मूल उद्‌देश्य यह है— धर्म की अनुभूति करो। केवल बात करने से नहीं होगा, परंतु यह करना बहुत कठिन है। परमात्मा ने स्वयं के एक अणु के अंदर छुपाया हुआ है, इस चिरंतन को जो प्रत्येक मनुष्य के हृदय के सबसे अंदर के एकांत स्थान में रहता है। साधू-संतों ने आत्मविश्लेषण की शक्ति से उसकी अनुभूति की। {CW 2.164-65}

हर वस्तु अथवा स्थान में ईश्वर को देखो

बचपन से ही मैंने हर स्थान, हर वस्तु में ईश्वर को देखने की बात सुनी है और तब ही मैं इस दुनिया का आनंद ले सकता हूँ; परंतु जैसे ही मैं दुनिया में मिल जाता हूँ और उससे कुछ था कि हर व्यक्ति, हर चीज में ईश्वर को देखें। यही 'मैं' है। एक बलवान मनुष्य आता है, मुझे धक्का देता है और मैं पटरी पर गिर जाता हूँ। फिर मैं जल्दी से उठ जाता हूँ और मुट्‌ठी बना लेता हूँ। मेरे सिर पर खून सवार हो जाता है और चिंतन चला जाता है। एकदम से मैं पागल बन जाता हूँ। सबकुछ भूलकर। ईश्वर से सामना करने के बजाय मैं शैतान को देखता हूँ। जबसे हम पैदा हुए, हमें बताया गया कि हम हर व्यक्ति, हर चीज में ईश्वर को देखें। यही प्रत्येक धर्म सिखाता है। ईश्वर को हर वस्तु, हर स्थान में देखो।

असफलताओं की चिंता मत करो; वे तो काफी स्वाभाविक हैं, वे ही तो जीवन का सौंदर्य हैं। उनके बिना जीवन क्या होगा? जीवन निरर्थक होगा, यदि उसमें संघर्ष शामिल न हो। जीवन की कविता कहाँ होगी? संघर्षों, त्रुटियों की चिंता मत करो। मैंने कभी किसी गाय को झूठ बोलते नहीं सुना; परंतु वह तो केवल एक गाय है—मनुष्य नहीं। तो इन सब असफलताओं के बारे में चिंता न करें, यह छोटा-छोटा धर्म त्याग; आदर्श को हजार बार पकड़े रखिए और यदि आप हजार बार असफल होते हैं, तो एक बार चेष्टा कीजिए। मनुष्य के लिए आदर्श है कि वह परमात्मा को हर वस्तु में देखे। {CW 2.151-52}

इन सब असफलताओं के बारे में चिंता न करें, यह छोटा-छोटा धर्म त्याग; आदर्श को हजार बार पकड़े रखिए और यदि आप हजार बार असफल होते हैं, तो एक बार चेष्टा कीजिए। मनुष्य के लिए आदर्श है कि वह परमात्मा को हर वस्तु में देखे।

सर्वोपरि लक्ष्य की ओर

यदि कोई व्यक्ति दुनिया के ऐश्वर्य में सिर के बल कूद जाता है, बिना यह जाने कि सच क्या है, तो उसने अपने पैरों का जमाव खो दिया है और वह अपना लक्ष्य प्राप्त नहीं कर सकता। यदि कोई मनुष्य दुनिया को कोसता है, जंगल में चला जाता है, अपने शरीर का दमन करता है और धीरे-धीरे उपवास करके अपने आपको मार डालता है, अपने हृदय को एक बंजर भूमि बना लेता है, हर एहसास को मार डालता है और सख्त, निष्ठुर तथा शुष्क बन जाता है। उस मनुष्य ने भी अपना रास्ता खो दिया है। दो छोरों पर दो त्रुटियाँ हैं। दोनों दिशाहारा हैं; दोनों ने अपना लक्ष्य खो दिया है।

दुर्भाग्यवश, इस जीवन में अनगिनत व्यक्ति बिना किसी आदर्श के अंधकार जीवन में अपना रास्ता टटोल रहे हैं। यदि कोई ऐसा व्यक्ति है, जिसके आदर्श हैं, वह हजार गलतियाँ करता है तो मुझे विश्वास है कि वह व्यक्ति जिसका कोई आदर्श नहीं है, वह पचास हजार गलतियाँ करता है। अतः बेहतर यही होगा कि आपका कोई आदर्श हो। इस आदर्श के विषय में हमें सुनते रहना चाहिए। जब तक कि यह हमारे दिल में, दिमाग में, हर नस में नहीं घुसता, जब तक कि वह हमारे खून की आखिरी बूँद तक में झुनझुनी नहीं करता और शरीर के हर छिद्र में फैल नहीं जाता, हमें इस पर चिंतन करना चाहिए। "दिल जब भर जाता है, तब ही मुँह से आवाज निकलती है।" इसी प्रकार, जब दिल भर जाता है तो हाथ भी काम करते हैं। {CW 2.150,152}

दुर्भाग्यवश, इस जीवन में अनगिनत व्यक्ति बिना किसी आदर्श के अंधकार जीवन में अपना रास्ता टटोल रहे हैं। यदि कोई ऐसा व्यक्ति है, जिसके आदर्श हैं, वह हजार गलतियाँ करता है तो मुझे विश्वास है कि वह व्यक्ति जिसका कोई आदर्श नहीं है, वह पचास हजार गलतियाँ करता है।

हमें क्या दुःखी करता है?

जिन दुःखों को हम झेलते हैं, उन सबका एक ही कारण है और वह है—इच्छा। यदि आप किसी वस्तु की इच्छा करते हैं और वह इच्छा पूरी नहीं होती तो उसका नतीजा होता है—व्यथा। यदि कोई इच्छा नहीं है तो कोई दुःख भी नहीं है। परंतु यहाँ भी यह खतरा है कि मुझे गलत समझा जाएगा। अतः आवश्यक है कि मैं बता दूँ कि मेरा तात्पर्य है, इच्छाओं को त्याग देने और सब दुःखों से स्वतंत्र हो जाने से। दीवारों

की कोई इच्छाएँ नहीं होतीं, इस कारण उन्हें कभी दुःख नहीं होता। सत्य है, परंतु उनका कभी विकास नहीं होता। इस कुरसी की भी कोई इच्छाएँ नहीं हैं, उसे कोई व्यथा नहीं होती, परंतु वह हमेशा कुरसी ही है। प्रसन्नता में भी एक गौरव है।

प्रत्येक क्रिया एवं विचार का अपना कोई असर हुआ है और इन सबका जोड़ ही मेरी प्रगति का योग है। इसका उपाय यह है। यह नहीं कि आपके संपत्ति नहीं होनी चाहिए; यह भी नहीं कि आपके पास आवश्यकता की वस्तुएँ अथवा ऐश्वर्य की वस्तुएँ न हों, जो आप चाहते हो और उससे भी अधिक आपके पास हो।

जहाँ तक मेरा सवाल है, मैं खुश हूँ कि मैंने कुछ अच्छा किया और कई खराब चीजें भी कीं; प्रसन्न हूँ कि मैंने कुछ सही किया और कई गलतियाँ भी कीं, क्योंकि उनमें से प्रत्येक एक महान् पाठ बन गया। आज जैसा मैं हूँ, जो सब मैंने किया है, जैसा मैंने सोचा है, उसका नतीजा हूँ। प्रत्येक क्रिया एवं विचार का अपना कोई असर हुआ है और इन सबका जोड़ ही मेरी प्रगति का योग है। इसका उपाय यह है। यह नहीं कि आपके संपत्ति नहीं होनी चाहिए; यह भी नहीं कि आपके पास आवश्यकता की वस्तुएँ अथवा ऐश्वर्य की वस्तुएँ न हों, जो आप चाहते हो और उससे भी अधिक आपके पास हो। सत्य को जानिए और पहचानिए। धन-दौलत किसी की नहीं होती। स्वामित्व, मालिकी की बात सोचिए भी मत। न तो आप कोई हैं, न मैं, न ही कोई और। सबकुछ केवल ईश्वर का है। {CW 2.147-48}

वेदांत का सार

यहाँ पर मैं आपके समक्ष वही रख सकता हूँ, जो वेदांत सिखाना

दुनिया को जैसा हम सोचते हैं, जैसी उसे हम जानते हैं, जैसा वह हमें प्रतीत होती है, उसे त्याग देना और जानना कि वह असल में क्या है। देवत्व का आरोपण करिए; केवल वही ईश्वर है। सबसे पुराने में से एक उपनिषद् के प्रारंभ में ही हम पढ़ते हैं, "जो भी इस दुनिया में विद्यमान है, वह ईश्वर द्वारा ढका है।

चाहता है और वह है—संपूर्ण विश्व का देवीकरण। असल में वेदांत दुनिया की निंदा नहीं करता। परित्याग का आदर्श किसी भी स्थान पर इतनी ऊँचाई प्राप्त नहीं करता, जितनी वेदांत की सीखों में। उसी प्रकार सूखी आत्महत्या की सलाह का भी इरादा नहीं है; इसका असली अर्थ है, दुनिया का देवीकरण। दुनिया को जैसा हम सोचते हैं, जैसा उसे हम जानते हैं, जैसी वह हमें प्रतीत होती है, उसे त्याग देना और जानना कि वह असल में क्या है। देवत्व का आरोपण करिए; केवल वही ईश्वर है। सबसे पुराने में से एक उपनिषद् के प्रारंभ में ही हम पढ़ते हैं, "जो भी इस दुनिया में विद्यमान है, वह ईश्वर द्वारा ढका है।"

हमें प्रत्येक वस्तु स्वयं ईश्वर से भी ढकनी होती है; किसी झूठे तौर के आशावाद से नहीं। अपनी आँखों को बुराइयों की ओर से बंद कर लेने से वरन् प्रत्येक वस्तु में ईश्वर है, यह स्वीकार करने में। इस प्रकार, हमें दुनिया त्यागनी पड़ती है और जब दुनिया का परित्याग हो जाता है, तब फिर क्या रह जाता है? ईश्वर। इसका क्या अभिप्राय है? आप अपनी पत्नी को रख सकते हैं; इसका यह अर्थ नहीं कि आपको उसे छोड़ना है, परंतु यह कि आपको पत्नी में भी ईश्वर को देखना है। अपने बच्चों का परित्याग कर दें; इसका क्या मतलब है? क्या उन्हें घर से बाहर निकाल दें, जिस प्रकार हर देश में कुछ वहशी करते हैं? बिल्कुल नहीं। यह तो सरासर नरक दूतवाद है; यह धर्म नहीं है। परंतु अपने बच्चों में ईश्वर

को देखें। इसी प्रकार, हर वस्तु में भी। जन्म एवं मृत्यु, सुख में और दुःख में भी, ईश्वर सामान तौर पर विद्यमान है। पूरी पृथ्वी ईश्वर से भरी हुई है। अपनी आँखें खोलो और उन्हें देखो। वेदांत यही सिखाता है।

एक जबरदस्त दावा है यह! फिर भी यही है वह विषयवस्तु, जो वेदांत दरशाना चाहता है, सिखाना चाहता है और प्रतिपादित करना चाहता है। {CW 2.146–47}

“तुम क्यों रोते हो, मेरे बंधु? तुम्हारे लिए न जन्म है, न मृत्यु! फिर क्यों रोते हो? तुम्हारे लिए न कोई बीमारी है, न ही दुःख; परंतु तुम उस अनंत आकाश के समान हो, जिसके ऊपर मेघ एवं विभिन्न रंग आ जाते हैं, कुछ क्षण खेलते हैं, फिर ओझल हो जाते हैं, परंतु आकाश सदैव उसी प्रकार का नीला होता है।”

तुम क्यों रोते हो, मेरे बंधु?

“तुम क्यों रोते हो, मेरे बंधु? तुम्हारे लिए न जन्म है, न मृत्यु! फिर क्यों रोते हो? तुम्हारे लिए न कोई बीमारी है, न ही दुःख; परंतु तुम उस अनंत आकाश के समान हो, जिसके ऊपर मेघ एवं विभिन्न रंग आ जाते हैं, कुछ क्षण खेलते हैं, फिर ओझल हो जाते हैं, परंतु आकाश सदैव उसी प्रकार का नीला होता है।” हम दुष्टता क्यों देखते हैं? एक पेड़ का ठूँठ था। अँधेरे में एक चोर वहाँ से जा रहा था। उसने कहा, “यह एक पुलिसवाला है।” एक जवान मनुष्य, जो अपनी प्रेमिका की राह देख रहा था, उसने जब उसे देखा, तो उसने सोचा कि वह उसकी प्रेमिका है। एक बच्चा, जिसे भूत की कहानियाँ सुनाई गई थीं, उसने उसे भूत समझ लिया और जोर-जोर से चिल्लाने लगा, परंतु वह एक पेड़ का ठूँठ ही था। हम दुनिया को, जैसे हम हैं, वैसा ही देखते हैं।

दुनिया की दुष्टता और उसके सब पापों के विषय में कुछ मत कहिए। रोइए कि आपको अब भी दुष्टता देखनी पड़ रही है। रोइए कि आपको चारों ओर पाप देखना पड़ रहा है और यदि आप दुनिया की सहायता करना चाहते हैं, तो उसकी निंदा मत करिए। उसे और दुर्बल मत बनाइए। आखिर दुःख और पाप हैं क्या चीज और यह सब दुर्बलता के असर के अलावा और क्या है? इस प्रकार के शिक्षण के कारण ही दुनिया दिन-ब-दिन कमजोर-से-कमजोर होती जा रही है। मनुष्य को बचपन से सिखाया जाता है कि वह पापी है और दुर्बल है। उन्हें सिखाइए कि वे अमरत्व के यशस्वी बच्चे हैं, वह भी जो अभिव्यक्ति में सबसे दुर्बल हैं। कोशिश करिए कि सकारात्मक, मजबूत, मददगार विचार बचपन से इनके मस्तिष्क में घुस जाएँ। {CW 2.86-87}

दुनिया की दुष्टता और उसके सब पापों के विषय में कुछ मत कहिए। रोइए कि आपको अब भी दुष्टता देखनी पड़ रही है। रोइए कि आपको चारों ओर पाप देखना पड़ रहा है और यदि आप दुनिया की सहायता करना चाहते हैं, तो उसकी निंदा मत करिए। उसे और दुर्बल मत बनाइए।

माया का जाल

एक बार नारद ने कृष्णा से कहा, "भगवन्, मुझे माया दिखाइए।" कुछ दिन बीत जाने के बाद कृष्ण ने नारद से कहा कि वह उनके साथ रेगिस्तान में भ्रमण करने चलें। कई मील चलने के बाद कृष्ण ने कहा, "नारद, मैं प्यासा हूँ। क्या तुम मेरे लिए थोड़ा-सा पानी ला सकते हो?"

"श्रीमान्, मैं इसी क्षण जाता हूँ और आपके लिए पानी लेकर आता हूँ।" इस तरह नारद चले गए।

कुछ दूरी पर एक गाँव था। वह पानी की खोज में गाँव के भीतर चले गए और एक दरवाजे को खटखटाया। एक बहुत सुंदर जवान कन्या ने खोला। उसको देखने के साथ ही नारद भूल गए कि उनके स्वामी पानी के लिए रुके हैं; शायद उसके अभाव में मर रहे हों। वह सबकुछ भूलकर उस कन्या से बात करने लगे। पूरे दिन वह फिर उस कन्या के घर पर ही थे, उससे बातें करते। वह बातचीत प्रेम में परिवर्तित हो गई। उन्होंने उसके पिता से उसका हाथ माँगा। फिर उनका विवाह हो गया। वह वहाँ रहने लगे और उनके बच्चे भी हो गए। इस तरह बारह वर्ष बीत गए। उनके श्वसुर की मृत्यु हो गई और उनकी जायदाद नारद को मिल गई। उन्होंने ऐसा जीवन व्यतीत किया, जो उनकी समझ में एक सुखद जीवन था, अपनी पत्नी व बच्चों के साथ, उनके खेतों व गाय-भैंस इत्यादि के साथ। फिर बाढ़ आई। एक रात को नदी में इतना पानी बढ़ा कि वह तट के ऊपर से बाहर आ गया और पूरे गाँव में बाढ़ आ गई। घर गिर गए, मनुष्य और पशु बह गए, डूब गए और लहरों की तेजी में सबकुछ बह रहा था। नारद को बचकर निकलना था। एक हाथ से उन्होंने अपनी पत्नी को पकड़ा हुआ था और दूसरे से अपने दो बच्चों को। तीसरा बच्चा उनके कंधे पर था। वह इस भयंकर बाढ़ को पार करने की कोशिश कर रहे थे। कुछ कदम चलने के बाद उन्होंने देखा

एक रात को नदी में इतना पानी बढ़ा कि वह तट के ऊपर से बाहर आ गया और पूरे गाँव में बाढ़ आ गई। घर गिर गए, मनुष्य और पशु बह गए, डूब गए और लहरों की तेजी में सबकुछ बह रहा था। नारद को बचकर निकलना था। एक हाथ से उन्होंने अपनी पत्नी को पकड़ा हुआ था और दूसरे से अपने दो बच्चों को। तीसरा बच्चा उनके कंधे पर था। वह इस भयंकर बाढ़ को पार करने की कोशिश कर रहे थे।

कि प्रवाह बहुत तेज है और जो बच्चा उनके कंधे पर था, वह गिर गया और बह गया। नारद के मुँह से निराशा की एक आह निकली। उस बच्चे को बचाने में दूसरे बच्चों पर उनकी पकड़ शिथिल पड़ गई और वह दूसरा बच्चा भी खो गया। अंततः उनकी पत्नी, जिसे उन्होंने अपनी पूरी शक्ति से पकड़ा हुआ था, वह भी प्रवाह की शक्ति के कारण उनसे बिछड़ गई और वह स्वयं किनारे पर आ गिरे। वह दुःख के कारण रोने-बिलखने लगे।

उनके पीछे से एक कोमल स्वर आया, “मेरे बच्चे, पानी कहाँ है ? तुम तो एक मटकी पानी लेने गए थे और मैं तुम्हारे लिए रुका हुआ हूँ; तुम तो प्रायः आधा घंटे से गए हुए हो।”

उनके पीछे से एक कोमल स्वर आया, “मेरे बच्चे, पानी कहाँ है ? तुम तो एक मटकी पानी लेने गए थे और मैं तुम्हारे लिए रुका हुआ हूँ; तुम तो प्रायः आधा घंटे से गए हुए हो।” “आधा घंटा!” नारद ने आश्चर्य से कहा। उनके मन से पूरे बारह वर्ष व्यतीत हो चुके थे और यह सब दृश्य केवल आधे घंटे में हो गए थे! यह माया है। {CW 2.120–21}

जीवन ही जीवन को प्रेरणा देता है

एक व्यक्ति आता है; आप जानते हैं कि वह बहुत ज्ञानी है, उसकी भाषा सुंदर है और वह आपसे पुस्तक के अनुसार बात करता है, पर वह आप पर कोई छाप नहीं छोड़ता। एक और व्यक्ति आता है, वह कुछ ही शब्द बोलता है, जो कि संजोए हुए नहीं होते, शायद व्याकरण विरुद्ध भी हों; बहरहाल, वह बहुत अधिक छोड़ जाता है। आप लोगों में से कई ने यह देखा है। इससे यह सिद्ध होता है कि केवल शब्दों से कोई छाप नहीं छोड़ सकता। शब्द, यहाँ तक कि विचार का भी केवल एक-तिहाई हिस्सा ही प्रभावित होता है, हमारे ऊपर असर दिखाने में; व्यक्ति

का दो-तिहाई। आप जिसे वैयक्तिक चुंबन मानते हैं, वह है जो बाहर जाकर आपको प्रभावित करता है। मनुष्य के महान् नेताओं के विषय में यदि कहें तो हमें हमेशा ऐसा प्रतीत होता है, जैसे प्रत्येक मनुष्य का व्यक्तित्व था, जिसे गिना जा सकता है। अब आइए, पहले के महान् लेखकों को लेते हैं। दार्शनिकों को सच बोलें तो उन्होंने कितने विचारों को सोचा? मनुष्य के पुराने नेताओं द्वारा लिखे, जो लेख हमने पढ़े हैं, उनमें से प्रत्येक पुस्तक को उठाकर उसका मूल्यांकन करें। असल विचार, नए एवं खरे, जो आज तक सोचे गए हैं, केवल मुठ्ठी भर ही हैं। उनकी पुस्तकों में, जो विचार वह हमारे लिए छोड़ गए हैं, उन्हें पढ़ो। ये लेखक हमें भीमकाय प्रतीत नहीं होते। फिर भी हम जानते हैं कि अपने समय के वह महान् व्यक्ति थे। ऐसा उन्हें किसने बनाया? केवल उनके विचारों ने तो नहीं। {CW 2.14-15}

उनकी पुस्तकों में, जो विचार वह हमारे लिए छोड़ गए हैं, उन्हें पढ़ो। ये लेखक हमें भीमकाय प्रतीत नहीं होते। फिर भी हम जानते हैं कि अपने समय के वह महान् व्यक्ति थे। ऐसा उन्हें किसने बनाया? केवल उनके विचारों ने तो नहीं।

आध्यात्मिक निर्भीकता

1857 के विद्रोह में एक स्वामी थे, एक महात्मा, जिन्हें एक मुसलमान विद्रोही ने बहुत जोर से चाकू मार दिया था। हिंदू विद्रोहियों ने उसे पकड़ा और स्वामीजी के समक्ष लाकर कहा कि वे उसका खून कर देंगे, परंतु स्वामीजी ने शांति से ऊपर देखा और कहा, "मेरे भाई, तुम ही ईश्वर हो" और प्राण त्याग दिए। प्रत्येक स्त्री एवं पुरुष से मैं कहूँगा कि ऐसी मनोवृत्ति से उठिए, सत्य में विश्वास रखने की क्षमता रखिए

उस निर्भीकता का व्यवहार कीजिए, जो सत्य को जानने की क्षमता रखता है; जो जीवन में सत्य को दिखने की प्रवृत्ति रखता है, जो मृत्यु के पहले घबराता नहीं है, वरन् मृत्यु का स्वागत करता है। मनुष्य को यह बताता है कि यह आत्मा है, यह कि पूरे ब्रह्मांड में कोई ऐसी चीज नहीं है, जो उसे मार सके। तब आप स्वतंत्र होंगे। तब आप अपनी असली आत्मा को जान सकेंगे।

और उसे कार्यान्वित करिए। दुनिया को कुछ ऐसे स्त्री-पुरुषों की आवश्यकता है, जो साहसी हों। उस निर्भीकता का व्यवहार कीजिए, जो सत्य को जानने की क्षमता रखता है; जो जीवन में सत्य को दिखने की प्रवृत्ति रखता है, जो मृत्यु के पहले घबराता नहीं है, वरन् मृत्यु का स्वागत करता है। मनुष्य को यह बताता है कि यह आत्मा है, यह कि पूरे ब्रह्मांड में कोई ऐसी चीज नहीं है, जो उसे मार सके। तब आप स्वतंत्र होंगे। तब आप अपनी असली आत्मा को जान सकेंगे। "इस आत्मन् को पहले सुनना चाहिए, फिर विचार करना चाहिए, फिर उसके ऊपर चिंतन करना चाहिए।" {CW 2.85}

तिनकों का एक झुंड

भारत के कुछ एक तेल की मिलों में बैलों का प्रयोग होता है। वे तेल के दानों को पीसने के लिए गोल-गोल घूमते जाते हैं। बैल की गरदन पर युग्म होता है। युग्म से बाहर निकलता हुआ, लकड़ी का एक टुकड़ा होता है और उस पर तिनकों का एक झुंड बँधा होता है। बैल की आँखों पर इस तरह से पट्टी बाँध दी जाती है कि वह केवल सामने की ओर ही देख सकता है। इस कारण वह अपनी गरदन खींचता है, तिनकों का बंडल पकड़ने के लिए। ऐसा करने के लिए वह लकड़ी को थोड़ा

और बाहर धकेल देता है और फिर वह एक और प्रयास करता है, परंतु उसका फल वही होता है, फिर एक और··· वह कभी तिनके को नहीं पा सकता, परंतु उसे पाने की आस में गोल-गोल घूमता रहता है। ऐसा करने से वह बीज पीसकर तेल निकाल देता है। इसी प्रकार, आप और मैं जो प्राकृतिक तौर पर धन और दौलत के पैदाइशी दास हैं और अपनी पत्नी और बच्चों के भी, सदैव उस तिनके का पीछा करते रहते हैं। यह केवल एक कल्पना है और हम जीवन के अनगिनत चक्करों से गुजर जाते हैं, बिना उसे पाए, जिसे हम खोजते हैं। यही है हम सबकी जीवन गाथा; ऐसी जबरदस्त शक्ति है प्रकृति की, हमारे ऊपर। वह बारंबार हमें लात मरती रहती है, परंतु हम फिर भी उसका पीछा करते रहते हैं, उत्तेजित आवेश के साथ। {CW 1.408-09}

"आप मेरे पिता हैं, मेरी माता हैं, मेरे पति, मेरा प्यार, मेरे स्वामी, मेरे ईश्वर, मुझे आपके सिवाय और कुछ नहीं चाहिए, आपके अलावा और कुछ नहीं चाहिए। मेरे अंदर आप, आपके अंदर मैं; मैं आप हूँ, आप मैं हूँ।"

प्रेम हमेशा स्थायी रहता है

दिन-रात कहिए, "आप मेरे पिता हैं, मेरी माता हैं, मेरे पति, मेरा प्यार, मेरे स्वामी, मेरे ईश्वर, मुझे आपके सिवाय और कुछ नहीं चाहिए, आपके अलावा और कुछ नहीं चाहिए। मेरे अंदर आप, आपके अंदर मैं; मैं आप हूँ, आप मैं हूँ।" दौलत, सौंदर्य सब लुप्त हो जाता है, जीवन एवं शक्ति सब उड़ जाती है, रह जाता है तो केवल ईश्वर; सदैव प्यार स्थायी रहता है।

ईश्वर में मन लगाइए! इस बात की किसको फिक्र है कि शरीर को

या किसी अन्य वस्तु को क्या होता है! चाहे बुरे का भय कहता है—मेरे भगवान्! मेरे प्यार! मृत्यु कि टीस के जरिए, कहिए, "मेरे, मेरे प्यार!"

यह जीवन एक महान् मौका है। आप दुनिया के सुख और आराम खोज रहे हैं? ईश्वर ही हर सुख का झरना है। सबसे उच्चतम को खोजिए; उच्चतम को ही लक्ष्य बनाइए और आप सबसे ऊपर पहुँच जाएँगे। {CW 6.262}

मनुष्य अपनी किस्मत का रचयिता

जब दुर्बल व्यक्ति अपना सबकुछ खो देते हैं और अपने आपको कमजोर महसूस करने लगते हैं, तो हर रहस्यमय तरीके का प्रयोग करते हैं, पैसा कमाने के लिए और ज्योतिष विद्या और अन्य इस प्रकार की वस्तुओं पर निर्भर करने लगते हैं। एक डरपोक और बेवकूफ व्यक्ति ही कहेगा, "यह मेरा भाग्य है।"—यही एक संस्कृत लोकोक्ति कहती है, परंतु एक शक्तिशाली व्यक्ति खड़ा होकर कहता है, "मैं अपना भाग्य खुद बनाऊँगा।"

जब दुर्बल व्यक्ति अपना सबकुछ खो देते हैं और अपने आपको कमजोर महसूस करने लगते हैं, तो हर रहस्यमय तरीके का प्रयोग करते हैं, पैसा कमाने के लिए और ज्योतिष विद्या और अन्य इस प्रकार की वस्तुओं पर निर्भर करने लगते हैं।

एक पुरानी कहानी है, एक ज्योतिष के बारे में। वह एक राजा के पास आया और कहा, "आपकी छह महीने के अंदर मृत्यु हो जाएगी।" राजा डर के कारण पागल हो गया और उसी क्षण मरनेवाला था, परंतु उनका एक मंत्री था। वह चालाक था। उन्होंने राजा से कहा कि यह सब ज्योतिषी बेवकूफ होते हैं। राजा उसकी बात पर विश्वास नहीं कर रहा था। अत: मंत्री के पास कोई और

उपाय नहीं था, सिवाय इसके कि वह राजा को यह साबित करके दिखा दे कि वह ज्योतिषी पागल है। इसलिए उसने उस ज्योतिषी को एक बार फिर महल में आमंत्रित किया। जब वह आया तो उन्होंने उनसे पूछा कि क्या उसकी गणना सही थी? ज्योतिषी ने कहा कि कोई गलती नहीं थी, परंतु उसे संतुष्ट करने के लिए ज्योतिषी ने एक बार फिर पूरी गणना की और फिर कहा कि वह सही थी। राजा का चेहरा काला पड़ गया। मंत्री ने ज्योतिषी से कहा, "और आप क्या सोचते हैं कि आपकी मृत्यु कब होगी?" "बारह वर्षों में", उसने उत्तर दिया। मंत्री ने उसी क्षण अपनी तलवार निकाली और उसका सिर धड़ से अलग कर दिया। फिर उसने राजा से कहा, "आपने देखा, यह कितना झूठा था? यह तो इसी क्षण मर गया।" {CW 8.184-85}

मंत्री ने ज्योतिषी से कहा, "और आप क्या सोचते हैं कि आपकी मृत्यु कब होगी?" "बारह वर्षों में", उसने उत्तर दिया। मंत्री ने उसी क्षण अपनी तलवार निकाली और उसका सिर धड़ से अलग कर दिया। फिर उसने राजा से कहा, "आपने देखा, यह कितना झूठा था? यह तो इसी क्षण मर गया।"

निर्भीकता का सिद्धांत

ईश्वर और मनुष्य के बीच में, साधू और गुनाहगार में क्या अंतर है? केवल अज्ञानता का। उच्चकोटि और निम्नकोटि के मध्य में क्या अंतर है? अज्ञानता। यही अंतर है। उस एक छोटे से घिसटते कीड़े के अंदर अनगिनत शक्ति, ज्ञान एवं पवित्रता है—स्वयं ईश्वर की अनंत ईश्वरीयता। वह व्यक्त नहीं होता; उसको व्यक्त होना होगा। यही है आध्यात्मिकता; यही है आत्मा का विज्ञान। शक्ति अच्छाई होती है,

दुर्बलता पाप। वह एक शब्द, जो उपनिषद् से बम के समान निकलकर बाहर आता है, अज्ञानता के ऊपर एक बम के समान फटता है, वह है—निर्भीकता। और अकेला एक धर्म, जिसकी शिक्षा देनी चाहिए, वह है—निर्भीकता का धर्म। इस दुनिया में अन्यथा धर्म की दुनिया में, यह सत्य है कि भय ही अधोगति और पाप का अचूक कारण है। भय ही दुर्दशा लाता है, भय ही मृत्यु लाता है, भय ही दुष्टता को जन्म देता है और भय किस कारण से होता है? हमारे स्वभाव की अज्ञानता से।

निराश मत होइए, क्योंकि आप चाहे जो भी करें, वही रहेंगे जो हैं और आप अपना स्वभाव नहीं बदल सकते। स्वभाव कभी भी प्रकृति को नष्ट नहीं कर सकता। आपकी प्रकृति शुद्ध है। हो सकता है, वह कई युगों तक छुपी रहे, परंतु अंततः वह विजय पा ही लेगी और बाहर आ जाएगी। अतः अद्वैत प्रत्येक मनुष्य के लिए आशा लेकर आता है, निराशा नहीं।

निराश मत होइए, क्योंकि आप चाहे जो भी करें, वही रहेंगे, जो हैं और आप अपना स्वभाव नहीं बदल सकते। स्वभाव कभी भी प्रकृति को नष्ट नहीं कर सकता। आपकी प्रकृति शुद्ध है। हो सकता है, वह कई युगों तक छुपी रहे, परंतु अंततः वह विजय पा ही लेगी और बाहर आ जाएगी। अतः अद्वैत प्रत्येक मनुष्य के लिए आशा लेकर आता है, निराशा नहीं। उसकी शिक्षा भय दिखाकर नहीं, वह आपको शैतान के विषय में नहीं पढ़ाता। जो हमेशा इस ताक में नहीं रहते कि कब आपका पैर फिसले और वह आपको छीन ले। इसका शैतान से कोई संबंध नहीं है, परंतु यह सिखाता है कि आपने अपने भाग्य को स्वयं के हाथों में ले लिया है। आपके स्वयं के कर्मों ने आपके लिए यह शरीर गढ़ा है और यह किसी और ने नहीं किया। सब अच्छाई और बुराई का दायित्व स्वयं

आप पर है। यही है महान् आशा। जो मैंने किया, मैं मिटा भी सकता हूँ। {CW 3.159-61}

शिक्षक की आवश्यकता

एक आत्मा दूसरी आत्मा से केवल प्रेरणा पा सकती है, कहीं और से नहीं। हम पूरे जीवन पुस्तकें पढ़ सकते हैं, बुद्धिजीवी बन सकते हैं, परंतु अंत में हम देखते हैं कि आध्यात्मिक तौर पर हमारा विकास हुआ ही नहीं। यह बिल्कुल सत्य नहीं है कि ऊँची बुद्धि का विकास मनुष्य के अध्यात्म के विकास के साथ आनुपातिक तौर पर विकसित होता है।

एक आत्मा दूसरी आत्मा से केवल प्रेरणा पा सकती है और कहीं और से नहीं, हम पूरे जीवन पुस्तकें पढ़ सकते हैं? बुद्धिजीवी बन सकते हैं, परंतु अंत में हम देखते हैं कि आध्यात्मिक तौर पर हमारा विकास हुआ ही नहीं। यह बिल्कुल सत्य नहीं है कि ऊँची बुद्धि का विकास मनुष्य के अध्यात्म के विकास के साथ आनुपातिक तौर पर विकसित होता है। पुस्तकें पढ़ते-पढ़ते हम कभी-कभी यह धोखा खा जाते हैं कि इस प्रकार हम आध्यात्मिक तौर पर सहायता पा रहे हैं; परंतु यदि हम पुस्तकें पढ़ने का हमारे ऊपर क्या असर हुआ है, इसका विश्लेषण करें, तो हम पाएँगे कि केवल हमारी बुद्धि ही है, जो इस प्रकार के अध्ययन से कुछ लाभ प्राप्त करती है, हमारी अंतरात्मा नहीं। हमारे आध्यात्मिक विकास को तेज करने की पुस्तकों की अक्षमता ही वह कारण है; हालाँकि शायद हम सब ही आध्यात्मिक विषयों पर अच्छा बोल लेते हैं। खासतौर पर तब, जब वह कार्य करने पर सही प्रकार का आध्यात्मिक जीवन जीने पर आती है; तब हम अपने आप को अक्षम पाते हैं। आत्मा को तेज करने के लिए प्रेरणा किसी और आत्मा से आनी चाहिए।

जिस व्यक्ति की आत्मा से हमें यह प्रेरणा प्राप्त होती है, उसे गुरु कहते हैं—शिक्षक और वह व्यक्ति, जिसकी आत्मा को यह प्रेरणा दी जाती है, उसे शिष्य कहते हैं—छात्र। {CW 3.45}

शिष्य के परिगुण

वह शिष्य जो सफल होना चाहता है, उसमें निम्न तीन बातें अवश्य होनी चाहिए—

मनुष्य एक चिंतन करनेवाला जीव है और उसे तब तक संघर्ष करते रहना होगा, जब तक कि वह मृत्यु पर विजय प्राप्त नहीं कर लेता; जब तक कि वह ज्योति को नहीं देख लेता। उसे अपने आपको ऐसी बातों में व्यर्थ नहीं गँवाना चाहिए, जिसका कोई फल न हो। समाज एवं लोकप्रिय विचारों की उपासना केवल मूर्तिपूजा है। आत्मा का कोई लिंग, कोई देश, कोई स्थान, कोई समय नहीं होता।

प्रथम, इस दुनिया में आनंद करने की हर धारणा, हर विचार का त्याग और केवल ईश्वर और सच्चाई के विषय में चिंता करना। हम यहाँ पर सच्चाई जानने के लिए आए हैं, आनंद के लिए नहीं। उसको उन बुद्धिहीन व्यक्तियों के लिए छोड़ दो, जो इस प्रकार आनंद कर सकते हैं, जो हम कभी नहीं कर सकते। मनुष्य एक चिंतन करनेवाला जीव है और उसे तब तक संघर्ष करते रहना होगा, जब तक कि वह मृत्यु पर विजय प्राप्त नहीं कर लेता; जब तक कि वह ज्योति को नहीं देख लेता। उसे अपने आपको ऐसी बातों में व्यर्थ नहीं गँवाना चाहिए, जिसका कोई फल न हो। समाज एवं लोकप्रिय विचारों की उपासना केवल मूर्तिपूजा है। आत्मा का कोई लिंग, कोई देश, कोई स्थान, कोई समय नहीं होता।

दूसरा, सत्य एवं ईश्वर को जानने की तीव्र इच्छा। उनके लिए तत्पर रहिए, उनके लिए प्रबल इच्छा रखिए, बिल्कुल वैसी ही जैसी कि एक डूबता व्यक्ति एक साँस के लिए रखता है। केवल ईश्वर को ही चाहिए, अन्य कुछ मत लीजिए। अब किसी ऐसी वस्तु को जो 'लगती हो', अपने को धोखा मत देने दीजिए। सबसे मुँह फेर लीजिए और केवल ईश्वर को ही खोजिए।

सत्य एवं ईश्वर को जानने की तीव्र इच्छा। उनके लिए तत्पर रहिए, उनके लिए प्रबल इच्छा रखिए, बिल्कुल वैसी ही जैसी कि एक डूबता व्यक्ति एक साँस के लिए रखता है। केवल ईश्वर को ही चाहिए, अन्य कुछ मत लीजिए। अब किसी ऐसी वस्तु को जो 'लगती हो', अपने को धोखा मत देने दीजिए। सबसे मुँह फेर लीजिए और केवल ईश्वर को ही खोजिए।

तीसरा, वे छह प्रशिक्षण—पहला, मन को बाहर की ओर जाने से रोकना। दूसरा, इंद्रियों को वश में करना। तीसरा, मन को भीतर की ओर करना। चौथा, बिना शिकायत, बिना आह के सब दुःखों को झेलना। पाँचवाँ, मन को एक विचार से बाँधना; अपने सामने वस्तु को लेना और उसके बारे में विचार करना और उसे कभी नहीं छोड़ना। समय को मत गिनिए। छठा, अपनी असली प्रकृति के विषय में लगातार सोचिए। अंधविश्वास को त्याग दीजिए। अपने आप कौन हैं और तब तक दोहराते रहिए, जब तक आप असली में यह नहीं समझ लेते (असल में) कि आप ईश्वर के साथ एक हैं। {CW 8.37}

क्या हम स्वर्ग के लिए उपयुक्त हैं?

एक प्रचंड तूफान से घिरी कुछ गरीब मछुआरिनों ने एक धनी व्यक्ति के बगीचे में आश्रय लिया। उस व्यक्ति ने उन्हें बहुत अच्छी

तरह से रखा, खिलाया और अपने घर के एक ऐसे कमरे में रखा (आराम के लिए) जिसके चारों ओर अद्‌भुत फूल लगे थे। उनकी सुगंध से सारा वातावरण सुगंधित हो रहा था। वह औरतें उस सुगंधित स्वर्ग में लेट गईं, परंतु सो नहीं पाईं। उन्हें अपने जीवन में किसी का अभाव खटक रहा और उस अभाव में वह खुश नहीं रह पा रही थीं। अंत में उनमें से एक औरत उठी और उस स्थान पर गई, जहाँ उसने अपना मछलियों का टोकरा रखा था। उसे लेकर वह उस घर में गई, जहाँ वे लोग रह रहे थे और जब वे अपनी जानी-पहचानी गंध से घिर गईं, तो वे सो गईं। {CW 8.29}

> *उस व्यक्ति ने उन्हें बहुत अच्छी तरह से रखा, खिलाया और अपने घर के एक ऐसे कमरे में रखा (आराम के लिए) जिसके चारों ओर अद्‌भुत फूल लगे थे। उनकी सुगंध से सारा वातावरण सुगंधित हो रहा था। वह औरतें उस सुगंधित स्वर्ग में लेट गईं, परंतु सो नहीं पाईं। उन्हें अपने जीवन में किसी का अभाव खटक रहा और उस अभाव में वह खुश नहीं रह पा रही थीं।*

हम वह बन जाते हैं, जो हम सोचते हैं

हालाँकि यह आवश्यक है, क्योंकि 'जो हम सोचते हैं, वह हम बन पाते हैं।' एक बार एक संन्यासी थे, एक धार्मिक व्यक्ति, जो कि एक वृक्ष के नीचे बैठकर लोगों को ज्ञान देते थे। वह केवल दूध पीते थे और फल खाते थे। वह कई प्राणायाम करते थे और अपने आपको बहुत पवित्र मानते थे।

उसी गाँव में एक दुष्ट औरत रहती थी। प्रतिदिन वह संन्यासी जाकर उस औरत को चेतावनी दे आता था कि यदि उसने अपनी दुष्टता बंद

नहीं की तो वह सीधा नरक को जाएगी। वह बेचारी औरत, जिसके लिए अपनी जीवन-प्रणाली को बदलना, जो कि उसका जीविकोपार्जन था, कठिन था, वह संन्यासी द्वारा दरशाए गए भयानक भविष्य से प्रभावित हो गई।

वह रोने लगी और ईश्वर से प्रार्थना करने लगी। उसने उनसे विनती की कि वह उसे क्षमा कर दें, क्योंकि वह खुद की सहायता नहीं कर सकती थी। समय आने पर उस संन्यासी की और उस दुष्ट औरत की मृत्यु हो गई। परियाँ आईं और उस औरत को स्वर्ग में ले गईं। दानवों ने आकर संन्यासी की आत्मा को ले लिया। उसने अचंभित होकर कहा, "ऐसा क्यों? क्या मैंने सारी उम्र पवित्र जीवन नहीं जिया और प्रत्येक व्यक्ति को पवित्रता का ज्ञान नहीं दिया? मुझे नरक क्यों ले जाया जा रहा है, जबकि उस दुष्ट औरत को स्वर्ग ले जाया जा रहा है?" दानवों ने उत्तर दिया, "क्योंकि जब उसे अपवित्र कार्य करना पड़ रहा था, उसका मन सदैव ईश्वर पर लगा था और वह मुक्ति खोजती रही, जो अब उसे प्राप्त हो गई है, परंतु आप, उसके विपरीत, पवित्र कार्य करते रहे, परंतु आपका मन सदैव औरों के दुष्ट कर्मों पर अटका रहा। आपने केवल पाप देखा और पाप के विषय में सोचा। इस कारण आपको अब उस स्थान पर जाना होगा, जहाँ केवल पाप है"। {CW 8.19-20}

वह रोने लगी और ईश्वर से प्रार्थना करने लगी। उसने उनसे विनती की कि वह उसे क्षमा कर दें, क्योंकि वह खुद की सहायता नहीं कर सकती थी। समय आने पर उस संन्यासी की और उस दुष्ट औरत की मृत्यु हो गई। परियाँ आईं और उस औरत को स्वर्ग में ले गईं। दानवों ने आकर संन्यासी की आत्मा को ले लिया।

आम का आनंद लीजिए

पूरा विश्व बाइबिल, वेद और कुरान पढ़ता है, परंतु वे केवल शब्द हैं, वाक्य-विन्यास, निरुक्त, भाषाशास्त्र, धर्म की सूखी हड्डियाँ। वह शिक्षक, जो शब्दों पर अधिक ध्यान देता है और मन को शब्दों के आवेग में उड़ जाने की अनुमति देता है, आत्मा खो देता है। केवल धार्मिक ग्रंथों की आत्मा का ज्ञान ही एक धार्मिक गुरु का अंगीभूत होता है। धार्मिक ग्रंथों के शब्दों का जाल एक विशाल जंगल के समान है, जिसमें मनुष्य का मन खोकर कोई रास्ता नहीं खोज पाता।

रामकृष्ण ऐसे ही कुछ व्यक्तियों की कहानी सुनाते थे, जो एक आम के बागान में गए और अपने आपको पत्तों को गिनने में व्यस्त कर दिया। साथ ही वे टहनियों के रंग, आकार और उनके नाप को सावधानी नोट करते रहे और फिर हरेक विषय पर ज्ञान भरी चर्चा शुरू कर देते।

रामकृष्ण ऐसे ही कुछ व्यक्तियों की कहानी सुनाते थे, जो एक आम के बागान में गए और अपने आपको पत्तों को गिनने में व्यस्त कर दिया। साथ ही वे टहनियों के रंग, आकार और उनके नाप को सावधानी नोट करते रहे और फिर हरेक विषय पर ज्ञान भरी चर्चा शुरू कर देते। निस्संदेह ये चर्चाएँ अत्यधिक दिलचस्प होती थीं उनके लिए, परंतु उनमें से जो अधिक बुद्धिमान था, इन चीजों के विषय में चिंता नहीं करता था और यह न करके वह आम खाने लगा। क्या वह बुद्धिमान नहीं था ? तो आप ये पत्ते और टहनियाँ गिनना दूसरों के लिए छोड़ दीजिए। इस प्रकार के कार्य का अपना स्थान होता है, परंतु इस आध्यात्मिक स्थान में नहीं। आप कभी भी एक शक्तिशाली धार्मिक व्यक्ति को इन 'पत्ते गिननेवालों' के मध्य में नहीं पाएँगे। {CW 3.49-50}

एक के साथ जुड़े रहिए

हर धर्म का हर संप्रदाय मानवता को अपने प्रकार का केवल एक आदर्श प्रस्तुत करता है; परंतु शाश्वत वैदांतिक धर्म मानवता के समक्ष अनंत द्वार खोल देता है, जिसमें कि वह देवत्व के गर्भ मंदिर में प्रवेश कर सके और मानवता के समक्ष प्राय: अनंत आदर्शों को रख देता है। इनमें हरेक में उस एक शाश्वत की अभिव्यक्ति होती है, परंतु एक बढ़ते पौधे को चारों ओर से घेरने की आवश्यकता होती है, उसे तब तक बचने के लिए, जब तक वह बड़ा वृक्ष नहीं बन जाता। आध्यात्मिकता का कोमल पौधा मर जाएगा, यदि उसे विचारों और आदर्शों के निरंतर परिवर्तन की क्रिया के समक्ष अधिक जल्दी से रखा गया। कई व्यक्ति धार्मिक उदारता के नाम पर, हो सकता है अपनी उत्तेजना को बढ़ावा देते हुए नजर आते हैं, विभिन्न प्रकार के निरंतर आदर्शों के साथ। उनके साथ, नई चीजों को सुनना एक प्रकार की बीमारी के समान बढ़ता रहता है, एक धार्मिक पथ के समान। वह नई प्रकार की चीजें इस कारण से सुनना चाहते हैं, जिससे कि उन्हें अस्थानीय नर्वस उत्तेजना मिलती रहे और जब इस प्रकार की एक उत्तेजना का उन पर हो चुका होता है, तो वह दूसरे के लिए तैयार हो जाते हैं। इन व्यक्तियों के लिए धर्म एक प्रकार से भोग खाने के समान है

आध्यात्मिकता का कोमल पौधा मर जाएगा, यदि उसे विचारों और आदर्शों के निरंतर परिवर्तन की क्रिया के समक्ष अधिक जल्दी से रखा गया। कई व्यक्ति धार्मिक उदारता के नाम पर, हो सकता है अपनी उत्तेजना को बढ़ावा देते हुए नजर आते हैं, विभिन्न प्रकार के निरंतर आदर्शों के साथ। उनके साथ, नई चीजों को सुनना एक प्रकार की बीमारी के समान बढ़ता रहता है, एक धार्मिक पथ के समान।

और फिर वह वहाँ समाप्त हो जाती है। एक निष्ठा, किसी एक आदर्श के प्रति एक नए सीखनेवाले के लिए, जो धार्मिक निष्ठा करना चाहता है, आवश्यक है। {CW 3.63-64}

ऊर्जा का रूपांतरण

व्यभिचारी कल्पना व्यभिचारी क्रिया जितनी ही खराब है। नियंत्रित इच्छा उच्चतम नतीजे पर पहुँचती है। यौन ऊर्जा को आध्यात्मिक ऊर्जा में परिवर्तित कर दीजिए, परंतु दुर्बल मत बनिए, क्योंकि यह अपनी शक्ति को फेंक देने के समान होगा।

व्यभिचारी कल्पना व्यभिचारी क्रिया जितनी ही खराब है। नियंत्रित इच्छा उच्चतम नतीजे पर पहुँचती है। यौन ऊर्जा को आध्यात्मिक ऊर्जा में परिवर्तित कर दीजिए, परंतु दुर्बल मत बनिए, क्योंकि यह अपनी शक्ति को फेंक देने के समान होगा। यह जोर जितना ही शक्तिशाली होगा, उतना ही अधिक आप कर सकेंगे। केवल एक शक्तिशाली जल की लहर ही द्रवचालित खत्म कर सकती है। {CW 7.69}

प्रदीप्त कैसे बनें

प्रदीप्त आत्माएँ, वे महान् आत्माएँ, जो समय पर पृथ्वी पर आती हैं, उनमें यह शक्ति होती है कि वे हमारे समक्ष उस अलौकिक दृश्य को रखें। वह अभी से ही स्वतंत्र है, वह अपने स्वयं के मोक्ष की चिंता नहीं करते—वह दूसरों की सहायता करना चाहते हैं। मानवता का आध्यात्मिक विकास ऐसी ही स्वतंत्र आत्माओं पर निर्भर करता है। वह उन दीयों जैसे हैं, जिनसे बाकी दीये जलाए जाते हैं। यह सही है कि हर व्यक्ति के भीतर रोशनी होती है, किंतु अधिकतर लोगों में

वह छिपी होती है। जो महान् आत्माएँ होती हैं, वे तो प्रारंभ से ही चमकती रोशनी होती हैं। जो उनके संपर्क में आते हैं, ऐसा प्रतीत होता है कि अपने दीये जलवाते हैं। ऐसा करने से प्रथम दीये का कोई नुकसान नहीं होता, फिर भी वह अपनी रोशनी दूसरे दीयों को दे देता है। लाखों दीये जले होते हैं, परंतु पहला दीया बिना अपनी रोशनी खोए जलता रहता है। पहला दीया है, गुरु और जो दीया उससे जलता है अथवा रोशनी प्राप्त करता है, वह है शिष्य। {CW 8.115,113}

किसी स्वार्थपरायण उद्‌देश्य पर व्यय की गई ऊर्जा व्यर्थ नष्ट होती है; इसके कारण शक्ति आप तक वापस नहीं आ सकती, परंतु यदि इस पर प्रतिबंध लगाया जाए, तो अंत में इससे शक्ति का विकास होता है।

प्रतिबंध का रहस्य

किसी स्वार्थपरायण उद्‌देश्य पर व्यय की गई ऊर्जा व्यर्थ नष्ट होती है; इसके कारण शक्ति आप तक वापस नहीं आ सकती, परंतु यदि इस पर प्रतिबंध लगाया जाए, तो अंत में इससे शक्ति का विकास होता है। इस आत्मा-नियंत्रण से एक शक्तिशाली इच्छा का जन्म होता है; एक ऐसा चरित्र, जो एक ईसा मसीह अथवा एक बुद्ध बनता है। अज्ञानी व्यक्ति इस रहस्य को नहीं जानते; फिर भी वह मनुष्य पर राज करना चाहते हैं।

आदर्श व्यक्ति वह है, जो अत्यधिक शांत वातावरण और एकांत के मध्य रहकर भी प्रचंड क्रिया खोज लेता है और प्रचंड क्रिया के मध्य शांति एवं रेगिस्तान का एकांत पा लेता है। उसी ने प्रतिबंध का रहस्य जान लिया है; स्वयं पर नियंत्रण पा लिया है। {CW 1.33-34}

कोई भी ज्ञान बाहर से नहीं आता; वह सब अंदर ही होता है। हम जो कहते हैं कि मनुष्य 'जानता' है, उसे क्लिष्ट मनोवैज्ञानिक भाषा में 'खोजता' अथवा 'अनावरण' करना कहा जा सकता है; मनुष्य जो 'सीखता' है, वह जो 'खोजता' है, अपने स्वयं के उनके मन में ही था; जब समय आया, तब उन्होंने उसे खोज लिया।

मन : ब्रह्मांड का पुस्तकालय

मानव के अंदर ज्ञान अंतर्निहित है। कोई भी ज्ञान बाहर से नहीं आता; वह सब अंदर ही होता है। हम जो कहते हैं कि मनुष्य 'जानता' है, उसे क्लिष्ट मनोवैज्ञानिक भाषा में 'खोजता' अथवा 'अनावरण' करना कहा जा सकता है; मनुष्य जो 'सीखता' है, वह जो 'खोजता' है, अपने स्वयं के उनके मन में ही था; जब समय आया, तब उन्होंने उसे खोज लिया। संसार ने जितना भी ज्ञान पाया है, मन से ही आता है; ब्रह्मांड का अनंत पुस्तकालय आपके खुद के मन में है। {CW 1.28}

लावण्य और स्वयं की चेष्टा

शिष्य : महोदय, क्या लावण्य का कोई नियम है?

स्वामीजी : हाँ और न।

शिष्य : यह कैसे?

स्वामीजी : वह जो हमेशा शरीर, मन और वचन से शुद्ध होते हैं, जिनकी उपासना बहुत मजबूत होती है, जो असल और नकल के बीच में भेदभाव कर सकते हैं; जो ध्यान और विचार में लगे रहते हैं—केवल उन पर ही ईश्वर की कृपादृष्टि होती है। रामकृष्ण कभी-कभी कहा करते थे, "उन पर निर्भर रहो। उस सूखे पत्ते की तरह बनो,

जो हवा की दया पर निर्भर होता है" और फिर वे कहते थे, "उनकी दया की हवा हमेशा चलती रहती है; आपको केवल पाल को फहराना है।"

शिष्य : परंतु उसे ईश्वर की कृपा की क्या आवश्यकता है, जो अपने विचार, शब्द एवं कर्म पर नियंत्रण रख सकता हो? क्योंकि तब ही वह अपने स्वयं के प्रयत्न से आध्यात्मिक रास्ते पर अपना विकास कर सकेगा!

ईश्वर उस पर अपनी कृपादृष्टि रखते हैं, जिसको वह ज्ञान के लिए जी-जान से कष्ट करते देखते हैं, परंतु आप बेकार रहिए, बिना किसी कोशिश के और आप देखेंगे कि उनकी कृपादृष्टि कभी आप पर नहीं होगी।

स्वामीजी : ईश्वर उस पर अपनी कृपादृष्टि रखते हैं, जिसको वह ज्ञान के लिए जी-जान से कष्ट करते देखते हैं, परंतु आप बेकार रहिए, बिना किसी कोशिश के और आप देखेंगे कि उनकी कृपादृष्टि कभी आप पर नहीं होगी।

शिष्य : श्री जगदीश चंद्र घोष, जो कि बंगाल के महान् नायक एवं रंगमंच के अभिनेता थे, ने एक बार मुझसे कहा था कि ईश्वर की दया में कोई भी शर्त नहीं होनी चाहिए; इसके लिए कोई भी नियम नहीं हो सकता। यदि होता, तो उसे दया नहीं कहा जा सकता। दया अथवा कृपा का क्षेत्र हर नियम से श्रेष्ठ होना चाहिए।

स्वामीजी : परंतु कोई उच्चतर नियम कार्यरत हो सकता है, जो ज्ञानचंद्र द्वारा संकेत दिया गया हो, जिसके विषय में हम

अनभिज्ञ हों। वह केवल शब्द हैं, हमारे विकास के अंतिम चरण के लिए, जो स्वयं अंतरिक्ष एवं कार्योत्पदन से आगे हों, परंतु जब तक हम वहाँ पहुँचते हैं, तो कौन दयावान होगा और किस पर, जहाँ पर कार्योत्पादन का कोई नियम नहीं होगा? वहाँ पर उपासक और जिसकी उपासना की जा रही हो, बिचवाई और मध्यस्थता का पदार्थ, जाननेवाला और जाना हुआ—सब एक हो जाते हैं। उसे दया कहिए या ब्राह्मण, जैसा आप चाहें। वह एक स्वरूप अपरिवर्तित अस्तित्व है!

{CW 6.481-82; 5.398-400}

कर्म, उपासना, मानसिक नियंत्रण अथवा दर्शन—किसी एक से, अन्यथा उससे अधिक से अथवा सबसे, इसे करिए और मुक्ति पा जाइए। यही है संपूर्ण धर्म। सिद्धांत एवं मत, अन्यथा रीति-रिवाज, पुस्तकें अथवा मंदिर या आकृति केवल मात्र सहायक विस्तृत विवरण हैं।

लक्ष्य एवं मार्ग

हर आत्मा संभवत: ईश्वरीय होती है।

लक्ष्य है कि इस ईश्वरीयता को स्वभाव—बाह्य एवं भीतरी—के नियंत्रण से अपने अंदर ले आएँ।

कर्म, उपासना, मानसिक नियंत्रण अथवा दर्शन—किसी एक से, अन्यथा उससे अधिक से अथवा सबसे, इसे करिए और मुक्ति पा जाइए। यही है संपूर्ण धर्म। सिद्धांत एवं मत, अन्यथा रीति-रिवाज, पुस्तकें अथवा मंदिर या आकृति केवल मात्र सहायक विस्तृत विवरण हैं।

"अमरता के बच्चे, वह भी, जो सर्वोच्च क्षेत्र में रहते हैं; रास्ता खोजा होता है; इस संपूर्ण अंधकार से बाहर निकलने का रास्ता होता है;

और वह है, उन्हें दृष्टिगोचर करके, जो समस्त अंधकार से परे है। कोई और रास्ता नहीं है।" {CW 1.124,128}

माया एवं मुक्ति

इस बार हमें पकड़ में नहीं आना है। अनेक बार माया ने हमें पकड़ लिया है, अनेक बार हमने अपनी स्वाधीनता को चीनी की डली के बदले में दे दिया है—वह चीनी, जो पानी के छूते ही पिघल जाती है। धोखा मत खाइए। माया एक बहुत बड़ी ठगिनी है। बाहर निकल जाइए। इस बार उसके चंगुल में मत फँसिए। इस प्रकार के बहकावों पर अपनी अमूल्य परंपरा को मत बेचिए। उठो! जाग्रत् हो! और तब तक न रुको, जब तक लक्ष्य को प्राप्त न करो।

वह चीनी, जो पानी के छूते ही पिघल जाती है। धोखा मत खाइए। माया एक बहुत बड़ी ठगिनी है। बाहर निकल जाइए। इस बार उसके चंगुल में मत फँसिए। इस प्रकार के बहकावों पर अपनी अमूल्य परंपरा को मत बेचिए। उठो! जाग्रत् हो! और तब तक न रुको, जब तक लक्ष्य को प्राप्त न करो।

अपने पैसे को केवल एक अभिभावक के समान रखिए; ईश्वर की वस्तु के समान। उससे कोई प्रीत न रखिए। नाम, कीर्ति, पैसा—सब जाने दीजिए। ये खराब बंधन हैं। मोक्ष के सुंदर वातावरण को अनुभव करें। आप मुक्त हैं, स्वाधीन हैं, बंधन-मुक्त हैं! मैं कितना भाग्यशाली हूँ! मैं स्वाधीन हूँ! मैं अनंत हूँ! मैं अपनी आत्मा में न तो आरंभ पाता हूँ, न ही अंत! सबकुछ मैं हूँ! इसे निरंतर कहिए।

[स्वामी विवेकानंद की संस्मृति, पृ. 180, 185]

और मत सोचिए

मनुष्यता को उनकी ईश्वरीयता के विषय में प्रवचन देना और

उसे किस प्रकार से अपने जीवन के प्रत्येक कर्म में भीतर लाना। एक विचार, जो मैं परिष्कार दिन की रोशनी के समान देख सकता हूँ, वह है कि दुःख-दर्द केवल अज्ञानता के कारण होता है और कोई कारण नहीं। दुनिया को रोशनी कौन देगा? भूतकाल में त्याग ही नियम था। इसे युग-युग तक ऐसा ही रहने दीजिए। दुनिया के सबसे निडर और सबसे अच्छे को बहुतों की भलाई के लिए अपना त्याग करना पड़ेगा। सैकड़ों बुद्ध आवश्यक हैं, जिनमें अनंत प्रेम और दया है।

दुनिया के धर्म निर्जीव उपहास बन गए हैं। दुनिया को जिस वस्तु की आवश्यकता है, वह है—चरित्र। दुनिया को उन लोगों की आवश्यकता है, जिनका जीवन ज्वलंत प्रेम एवं निस्स्वार्थ से भरा हो। ऐसा प्रेम हर शब्द को बिजली के समान कौंधा देगा। निर्भीक शब्द एवं अधिक निर्भीक कार्यों की ही हमें आवश्यकता है। उठो, जाग्रत् हो, ओ महानुभावो! दुनिया दुःख-दर्द से जल रही है। आप कैसे सो सकते हैं?

□

स्वामी विवेकानंद : महत्त्वपूर्ण तिथियाँ

- 12 जनवरी, 1863 : कोलकाता में जन्म
- सन् 1879 : प्रेजीडेंसी कॉलेज में प्रवेश
- सन् 1880 : जनरल एसेंबली इंस्टीट्यूशन में प्रवेश
- नवंबर 1881 : श्रीरामकृष्ण परमहंस से प्रथम भेंट
- सन् 1882-1886 : श्रीरामकृष्ण परमहंस से संबद्ध
- सन् 1884 : स्नातक परीक्षा उत्तीर्ण; पिता का स्वर्गवास
- सन् 1885 : श्रीरामकृष्ण परमहंस की अंतिम बीमारी
- 16 अगस्त, 1886 : श्रीरामकृष्ण परमहंस का निधन
- सन् 1886 : वराह नगर मठ की स्थापना
- जनवरी 1887 : वराह नगर मठ में संन्यास की औपचारिक प्रतिज्ञा
- सन् 1890-1893 : परिव्राजक के रूप में भारत भ्रमण
- 24 दिसंबर, 1892 : कन्याकुमारी में
- 13 फरवरी, 1893 : प्रथम सार्वजनिक व्याख्यान, सिंकदराबाद में
- 31 मई, 1893 : मुंबई से अमेरिका रवाना
- 25 जुलाई, 1893 : वैंकूवर, कनाडा पहुँचे
- 30 जुलाई, 1893 : शिकागो आगमन
- अगस्त 1893 : हार्वर्ड विश्वविद्यालय के प्रो. जॉन राइट से भेंट
- 11 सितंबर, 1893 : धर्म महासभा, शिकागो में प्रथम व्याख्यान
- 27 सितंबर, 1893 : धर्म महासभा, शिकागो में अंतिम व्याख्यान
- 16 मई, 1894 : हार्वर्ड विश्वविद्यालय में संभाषण
- नवंबर 1894 : न्यूयॉर्क में वेदांत समिति की स्थापना
- जनवरी 1895 : न्यूयॉर्क में धर्म-कक्षाओं का संचालन आरंभ
- अगस्त 1895 : पेरिस में
- अक्टूब 1895 : लंदन में व्याख्यान
- 6 दिसंबर, 1895 : वापस न्यूयॉर्क

- 22–25 मार्च, 1896 : हार्वर्ड विश्वविद्यालय में व्याख्यान
- 15 अप्रैल, 1896 : वापस लंदन
- मई–जुलाई 1896 : लंदन में धार्मिक–कक्षाएँ
- 28 मई, 1896 : ऑक्सफोर्ड में मैक्समूलर से भेंट
- 30 दिसंबर, 1896 : नेपल्स से भारत की ओर रवाना
- 15 जनवरी, 1897 : कोलंबो, श्रीलंका आगमन
- 6–15 फरवरी, 1897 : मद्रास में
- 19 फरवरी, 1897 : कलकत्ता आगमन
- 1 मई, 1897 : रामकृष्ण मिशन की स्थापना
- मई–दिसंबर 1897 : उत्तर भारत की यात्रा
- जनवरी 1898 : कलकत्ता वापसी
- 19 मार्च, 1899 : मायावती में अद्वैत आश्रम की स्थापना
- 20 जून, 1899 : पश्चिमी देशों की दूसरी यात्रा
- 31 जुलाई, 1899 : लंदन आगमन
- 28 अगस्त, 1899 : न्यूयॉर्क आगमन
- 22 फरवरी, 1900 : सैन फ्रांसिसको में
- 14 अप्रैल, 1900 : सैन फ्रांसिसकों में वेदांत समिति की स्थापना
- जून 1900 : न्यूयॉर्क में अंतिम कक्षा
- 26 जुलाई, 1900 : यूरोप रवाना
- 24 अक्तूबर, 1900 : वियना, हंगरी, कुस्तुनतुनिया, ग्रीस, मिस्र आदि देशों की यात्रा
- 26 नवंबर, 1900 : भारत को रवाना
- 9 दिसंबर, 1900 : बेलूड़ मठ आगमन
- जनवरी 1901 : मायावती की यात्रा
- मार्च–मई 1901 : पूर्वी बंगाल और असम की तीर्थ यात्रा
- जनवरी–फरवरी 1902 : बोध गया और वाराणसी की यात्रा
- मार्च 1902 : बेलूड़ मठ में वापसी
- 4 जुलाई, 1902 : महासमाधि

□□□